图解本草纲目

姜庆荣◎编著

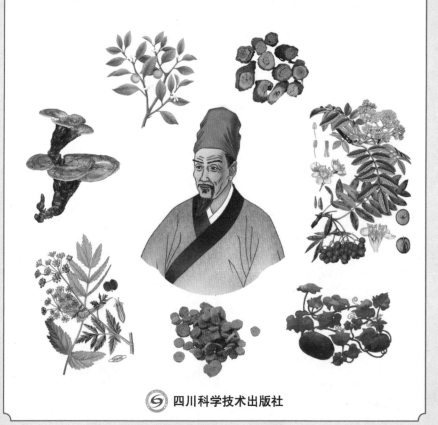

四川科学技术出版社

图书在版编目（ＣＩＰ）数据

图解本草纲目 / 姜庆荣编著 . —— 成都 : 四川科学
技术出版社 , 2024.5
ISBN 978-7-5727-1369-9

Ⅰ . ①图… Ⅱ . ①姜… Ⅲ . ①《本草纲目》—图解
Ⅳ . ① R281.3-64

中国国家版本馆 CIP 数据核字 (2024) 第 108285 号

图解本草纲目
TUJIE BENCAO GANGMU

编 著　姜庆荣

出 品 人　程佳月
选题策划　郎孟君　谢 普
责任编辑　刘 娟
助理编辑　罗 丽
营销编辑　赵 成
封面设计　弘源文化设计部·李舒园
版式设计　韩亚群
责任出版　欧晓春
出版发行　四川科学技术出版社
地 　 址　四川省成都市锦江区三色路238号新华之星A座
　　　　　邮政编码：610023　传真：028-86361756
成品尺寸　155 mm × 220 mm
印 　 张　10　字 　 数　200千
印 　 刷　天津海德伟业印务有限公司
版 　 次　2024年5月第1版
印 　 次　2024年6月第1次印刷
定 　 价　58.00元
ISBN 978-7-5727-1369-9

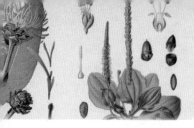
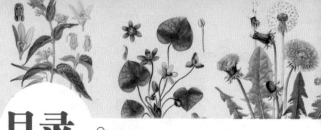

目录

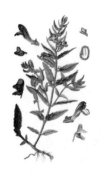

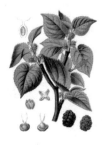

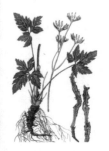

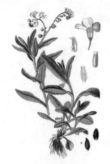

第四章

祛风湿、化湿、利水渗湿药 / 49~62

第五章

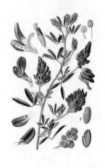

温里、理气、开窍、安神药 / 63~74

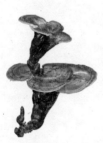

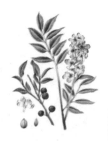

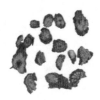

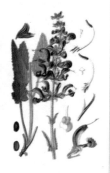

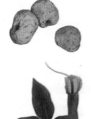

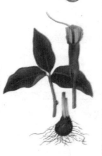

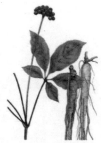

第九章

补虚药 / 113~134

第十章

收涩、驱虫药 / 135~143

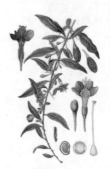

重量单位对照	
一厘	约等于0.03克
一分	约等于十厘（0.3克）
一钱	约等于十分（3克）
一两	约等于十钱（30克）
一斗	约等于6千克

长度单位对照	
一丈	约等于3.33米
一尺	约等于33厘米
一寸	约等于3.3厘米
一分	约等于0.33厘米

容量单位对照	
一合	约等于20毫升
一盅*	150～300毫升

* 仅作参考

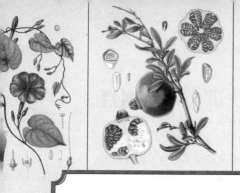
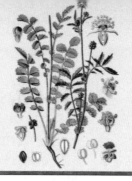
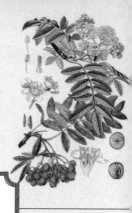
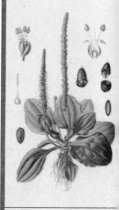
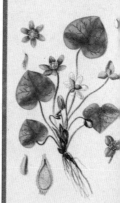

第一章

轻松读懂《本草纲目》

●《本草纲目》以其科学性、系统性在我国中医药史上占有极其重要的地位，被誉为"东方药物巨典"，也是一部具有世界性影响的博物学著作。

●要想读懂《本草纲目》，必须对中药学的基本理论有所了解，什么是药材的气味阴阳，怎样鉴别中药的优劣，中药的使用禁忌有哪些？这一章将为读者详细地讲解。

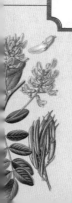
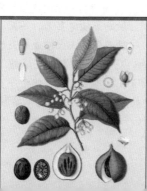
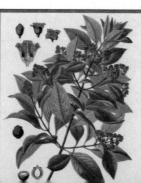
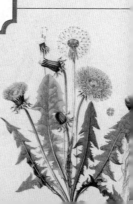

换个方法讲《本草纲目》

《本草纲目》

· 是明代医药学家李时珍为纠正古代医书的错误而编写的。

· 编写过程历时近30年，共有52卷、约190万字。

· 载有药物1 892种，其中有374种是李时珍新发现的。

· 收集医方11 096个，其中有8 000多个是他自己拟定或收集的。

· 书中还精心绘制了1 000余幅精美的中药图片。

李时珍在编写《本草纲目》的时候，决定采用"以纲挈目"的体例来编这部书，改变了原有的上、中、下三品的药物分类法，把药物按照矿物药、植物药、动物药划分。矿物药又分为金部、玉部、石部、卤部四部。植物药则根据植物的性能、形态及其生长的环境，分为草部、谷部、菜部、果部、木部五部；草部又分为山草、芳草、隰草、毒草、水草、蔓草、石草等小类。动物药从低级到高级排列为虫部、鳞部、介部、禽部、兽部、人部等六部，还有服器部。

中医有"虚则补之，实则泻之，热则寒之，寒则热之"的说法，讲的是不同病证有不同的用药方法，药物本身也有不同的功效。其中，"实"指实证，"虚"指虚证。假如出现肝实证，由于肝是母，心是子，依照上述治病道理，应先泻心火，这就是所谓的"泻其子"；若出现肝虚证，则疗法不同，由于肾是母，肝是子，应先补生肝的肾，这就是所谓的"补其母"。故治病应根据病证的标本、急缓，采用相应的补泻方法。

本书正是根据药物的功效将中药分类，打破了《本草纲目》原有的按自然类别区分的框架，使《本草纲目》的内容得到全新的诠释和延伸。

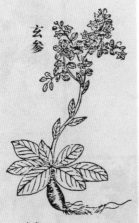

玄参：
根茎断面呈黑色，且像人参，所以得名玄参。有清热凉血、养阴生津之功效。

《本草纲目》书名的由来

公元1578年，年届六旬的李时珍已经完成了《本草纲目》的编撰，但尚未确定书名。一天，他出诊归来，坐在桌前，一眼看到案头上摆着昨天读过的《通鉴纲目》，突然心中一动，立即提笔蘸饱了墨汁，在书稿的封面上写下了"本草纲目"四个字。于是这本流传于世数百年的中药巨著就叫作《本草纲目》了。

中药五味

中药中所谓五味，是指药物有酸、苦、甘、辛、咸五种不同的味道，它们的治疗效果也不相同。

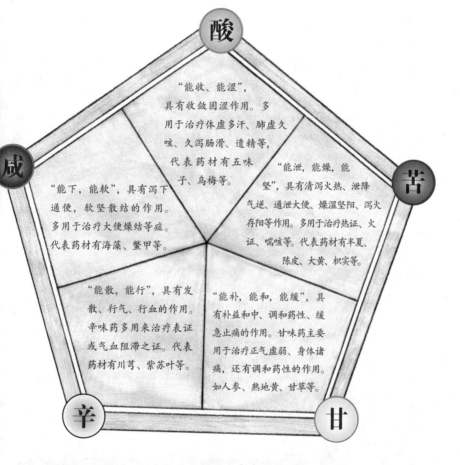

酸
"能收、能涩"，具有收敛固涩作用。多用于治疗体虚多汗、肺虚久咳、久泻肠滑、遗精等，代表药材有五味子、乌梅等。

咸
"能下，能软"，具有泻下通便，软坚散结的作用。多用于治疗大便燥结等症。代表药材有海藻、鳖甲等。

苦
"能泄，能燥，能坚"，具有清泻火热、泄降气逆、通泄大便、燥湿坚阳、泻火存阳等作用。多用于治疗热证、火证、喘咳等。代表药材有半夏、陈皮、大黄、枳实等。

辛
"能散，能行"，具有发散、行气、行血的作用。辛味药多用来治疗表证或气血阻滞之证。代表药材有川芎、紫苏叶等。

甘
"能补，能和，能缓"，具有补益和中、调和药性、缓急止痛的作用。甘味药主要用于治疗正气虚弱、身体诸痛，还有调和药性的作用。如人参、熟地黄、甘草等。

李时珍和《本草纲目》

李时珍（1518—1593）

字东璧，湖北蕲州人（今湖北省蕲春县）。李时珍祖上世代行医，他在父亲的精心教导下，成为伟大的医药学家，一生著述颇丰，除《本草纲目》外，还著有《奇经八脉考》《濒湖脉学》《五脏图论》等十部著作。

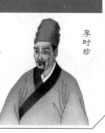

李时珍

气味阴阳，了解中药的第一步

气味阴阳

"气味阴阳"就是指药物的四气、五味和升降浮沉的阴阳属性。药有温、凉、寒、热之气，辛、甘、酸、苦、咸之味；还有升、降、浮、沉的区别，厚、薄、阴、阳之间的不同。其中，四气的热、温属阳，寒、凉属阴。五味里的辛、甘属阳，酸、苦、咸属阴。升、浮属阳，沉、降属阴。

金代李杲对药物的气味、阴阳做了进一步的阐述，他认为味薄者能通利，如酸、苦、咸这些性味；味厚者能泻下，如咸、苦、酸、寒等性味。气厚者能发热，如辛、甘、温、热等性味；气薄者能使人冒汗及通利小便，如甘、凉等性味。《黄帝内经》中说："天食人以五气，地食人以五味。"五气由鼻吸入，藏于心、肺，使得面部明润光泽、音声能辨；五味则由口进入，藏于肠胃，以养五气（此指人类内在的气），气和而生，形成津液，滋润五脏，补精益髓，所以神气旺盛。故形体瘦弱者用气厚的药食温养，精血不足的用味厚的药食补益。后天营养充足，心神才能自然而生。

根据古书记载，五味是五脏精气之本，对五脏各有其利。远古名医岐伯认为木气生酸味，火气生苦味，土气生甘味，金气生辛味，水气生咸味。辛味主散，酸味主收，甘味主缓，苦味主坚，咸味主软。药物可以祛邪，五谷为给养，五果为辅助，五畜为增益，五菜为补充，故气味相合而服用，能达到补精益气的效果。此外，根据四季、五脏的不同，五味也会有所差异，且要与病证相配合才适宜。

由于五味是根本，故五脏精气受其影响。岐伯曾说："夫五味入胃，各归所喜。酸先入肝，苦先入心，甘先入脾，辛先入肺，咸先入肾，久而增气，物化之常也。气增而久，夭之由也。"因此五味太过，会损伤五脏精气。只有五味调和得当，才能使骨正筋柔，气血流畅，肌理致密，精养骨气，进而延年益寿。

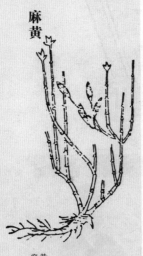

麻黄

麻黄：
根皮黄赤色，长一尺，生于晋地及河东。据说因其味麻，色黄，故名麻黄。

五味的宜忌

五味之气生成阴精，阴精靠气化生成。五味太过会损伤形体，元气太过则耗损阴精。阴精能化生人体的元气，饮食五味太过又耗伤人体的元气。脏腑对五味的需求、适合性味、禁忌、过度食用所造成的不良影响等，可分为五欲、五宜、五禁、五走、五伤、五过。

中药的五味、五行、五脏、五季

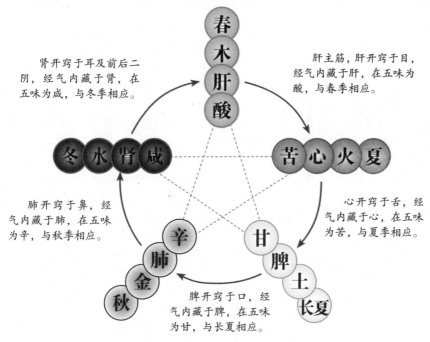

肾开窍于耳及前后二阴，经气内藏于肾，在五味为咸，与冬季相应。

肝主筋，肝开窍于目，经气内藏于肝，在五味为酸，与春季相应。

肺开窍于鼻，经气内藏于肺，在五味为辛，与秋季相应。

心开窍于舌，经气内藏于心，在五味为苦，与夏季相应。

脾开窍于口，经气内藏于脾，在五味为甘，与长夏相应。

五味与五欲、五宜、五禁、五走、五伤、五过

五味	五欲	五宜	五禁	五走、五伤	五过
酸	肝欲酸	肝病宜酸，肝病宜食麻、狗肉、李	脾病禁酸	酸走筋，过酸伤筋，筋病不宜多食酸，多食令人小便不畅	味过于酸，肝气过盛，脾气乃绝，因此津溢也
苦	心欲苦	心病宜苦，心病宜食小麦、羊肉、杏	肺病禁苦	苦走骨，过苦伤气，骨病不宜多食苦，多食令人呕吐	味过于苦，脾气不能润泽，胃气便胀满留滞，因此皮肤枯槁而毛发脱落
甘	脾欲甘	脾病宜甘，脾病宜食粳米、牛肉、枣	肾病禁甘	甘走肉，过甘伤肉，肉病不宜多食甘，多食令人心中烦闷	味过于甘，令心气喘满，脸色黑，肾气不平，胃痛而毛发脱落
辛	肺欲辛	肺病宜辛，肺病宜食黄米、鸡肉、桃。	肝病禁辛	辛走气，辛伤皮毛，气病不宜多食辛，多食令人辣心	味过于辛，筋脉阻绝，则精神耗伤，筋急而手足干枯
咸	肾欲咸	肾病宜咸，肾病宜食黑豆、栗、桑葚	心病禁咸	咸走血，过咸伤血，血病不宜多食咸，多食令人渴	味过于咸，大骨之气劳伤，肌肉瘦削萎缩，心气抑郁不舒，血脉凝涩而变色

升降浮沉，用药须顺应四时

升降浮沉

"升降浮沉"是指中药作用于人体的四种趋向。其中，升是指提升、上升；降是指下降、降逆；浮是指外行发散；沉是指内行泄利。解表、散寒、升阳的中药，其药性均属升浮并具有上行、向外作用；清热、泻下、利水、收敛、降逆的中药，其药性属沉降并具有下行、向里作用。

一般来说，药物的作用趋向可分升、降、浮、沉。升指上升，降指下降，浮指发散外行，沉指泄利内行。药物可分升浮药与沉降药，前者上行而向外，具有升阳、发表、散寒等功效；后者下行而向内，具有潜阳、降逆、收敛、清热、渗湿、泻下的功效。凡阳性药物之气属于温热、味用于辛甘者，多有升浮作用，如麻黄、桂枝；而阴性药物之气属于寒凉、味用于苦酸者，多有沉降作用，如大黄、芒硝。

李时珍认为，酸、咸二味没有升的作用，甘、辛二味没有降的作用，寒无浮的作用，热无沉的作用，这是由各自的性质所决定的。治疗上升的病证，用气味咸寒的药物引之，就能使其沉而直达肚脐以下至骨盆的器官，包含肾、小肠、大肠、膀胱等；治疗沉降的病证，用气味辛热的酒引之，就能使其上浮至头顶。此外，亦有药物同时具备升降的特性，例如根主升而梢主降，生主散而熟主降，升降虽是药物的固有属性，但也会因人们症状不同导致药物的使用部位与炮制有异。

金代医家李杲认为，药物的升、降、浮、沉、化可出现生、收、长、藏、成的反应，故服药应与四季相配合。由于春季主升，夏季主浮，秋季主降，冬季主沉，土居中主化。所以味薄者升而生，气薄者降而收，气厚者浮而长，味厚者沉而藏，气平者化而成。如果人们补之以辛、甘、温、热以及气味薄者，就能助春夏之升浮，同时也是泻秋冬收藏的药物。如果补之以酸、苦、咸、寒及气味厚的，就能助秋冬之降沉，同时也是泻春夏生长的药物。

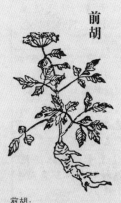

前胡

前胡：
苗高二尺，色似斜蒿，叶如野菊而细瘦，秋月开黪白花，其根皮黑肉白，有香气。

春夏秋冬的用药之法

春季宜加辛温之药，如薄荷、荆芥，以顺应春季上升之气；夏季宜加辛热之药，如香薷、生姜，以顺应夏季浮动之气；长夏季宜加甘苦、辛温之药，如人参、白术、苍术、黄柏，以顺应化成之气；秋季宜加酸寒之药，如芍药、乌梅，以顺应秋季下降之气；冬季宜加苦寒之药，如黄芩、知母，以顺应冬季沉郁之气，以此规律顺时气而养天和。

中药的升降浮沉

	升	浮	沉	降
本义	指上升、提升	指外行发散	指内行泄利	指下降、降逆
性味	凡是温性、热性及味辛、味甘的中药，大多为升浮性中药		凡是凉性、寒性，以及苦味、酸味、咸味的中药，大多为沉降性中药	
功效	具有解表、散寒、升阳作用的中药，均药性升浮并具有上行向外的作用		具有清热、泻下、利水、收敛、降逆作用的中药，均药性沉降并具有下行向内的作用	
对症	病势下陷的，应使用药性升浮的药物		病势逆上的，应使用药性沉降的药物	

四季的用药选择

　　四时用药要先顺应时令，不能杀伐天地间的祥和之气，故药物的升、降、浮、沉要顺应其气。

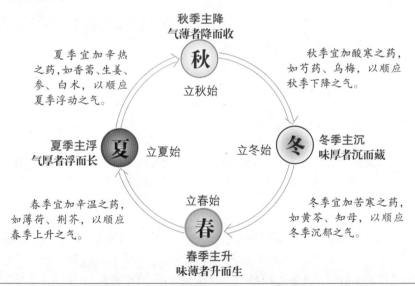

秋季主降
气薄者降而收
秋
立秋始

夏季宜加辛热之药，如香薷、生姜、参、白术，以顺应夏季浮动之气。

秋季宜加酸寒之药，如芍药、乌梅，以顺应秋季下降之气。

夏季主浮
气厚者浮而长
夏　立夏始

立冬始　冬
冬季主沉
味厚者沉而藏

春季宜加辛温之药，如薄荷、荆芥，以顺应春季上升之气。

立春始
春

冬季宜加苦寒之药，如黄芩、知母，以顺应冬季沉郁之气。

春季主升
味薄者升而生

影响药性升降浮沉的主要因素

　　影响药性升降浮沉的主要因素是炮制和配伍。例如，药物用酒炒则升，姜汁炒则散，醋炒则收敛，盐水炒则下行。在复方配伍中，药性升浮的药物在和较多药性沉降药物配伍时，其升浮之性会受到一定的制约；反之，药性沉降的药物也会受到较多的药性升浮药物的制约。

煎药服用小常识

煎药给药法在中医历史上得到了最广泛的应用，它已有两千多年的历史。煎药的目的，是把药物中的有效成分，通过物理、化学作用（如溶解、扩散、渗透和脱附等）转入汤里。煎煮药材时，其用具、水质、时间、次数和火力都有一定的规矩和讲究。

用具

中药汤剂的质量与煎药的器具有着密切关系。目前以砂锅煎煮的质量比较好，砂锅的材质稳定，不会与药物成分发生化学反应，这是使用铁锅或铜锅做不到的。此外，也可以用陶瓷锅、不锈钢锅等。

水质

煎药其实只要水质洁净就可以了。在煎药之前，要先用水淹没药物以浸泡，然后依药材的药性不同再调整水量。不要用矿泉水来熬煮中药，因为矿泉水硬度较高，会降低中药药效。

时间

由于药性不同，中药煎煮的时间也长短不一。一般的药用文火煎30分钟左右就可以了，但是发汗药、挥发性药（如麻黄）只需要煎煮20分钟（在水沸腾后，再煮5分钟左右）即可，避免药物有效成分挥发散去。有些有毒性的药物，要先煎20～30分钟，让它的毒性减低。

次数

中草药汤剂，每剂一般需煎两次，第一次的药液称"头汁"，第二次称"二汁"，两次的药汁要去渣混合之后再分数次服用，这样可以让药汁的浓度相同，保障药效。煎头汁前，水应没过药材2～3厘米为宜；煎二汁时，水可适当减少一些。此外，针对较难煎出有效成分的药材，则需煎至三次才能析出有效成分。

火力

煎药时的火力，是药材析出有效成分的重要影响因素。煎药前，先用冷水将中草药浸泡15分钟，使药性渗入水中。先以大火煮沸之后，再转成中火或小火熬，这样可以让药物的有效成分慢慢析出，药性也不会被破坏。煎药时不要常常打开锅盖查看，以避免有效成分的流失。花叶类的药材可以直接用热水冲泡，但是其他药材还是需要煎煮，否则难以析出药材的有效成分。依据药性的不同，火力还要随之调整，芳香性药物，要用武火急煎，煮沸1～2次，就可以服用；质地厚重、不容易煮出汁的根茎类药物，要用文火久煎。

"十八反"和"十九畏"

　　某些药物合用会产生剧烈的毒副作用或降低、破坏药效，因而应该避免配合使用。目前医药界认可的配伍禁忌，有"十八反"和"十九畏"。

十八反歌谣	十八反
本草明言十八反， 半蒌贝蔹及攻乌。 藻戟遂芫俱战草， 诸参辛芍叛藜芦。 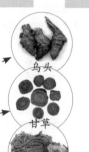 乌头 甘草 藜芦	乌头与半夏、瓜蒌、贝母、白蔹、白及相反。 甘草与海藻、大戟、甘遂、芫花相反。 藜芦与人参、丹参、玄参、南沙参、苦参、细辛、芍药相反。

十九畏歌谣	十九畏
硫黄原是火中精，朴硝一见便相争。	硫黄畏朴硝。
水银莫与砒霜见，狼毒最怕密陀僧。	水银畏砒霜，狼毒畏密陀僧。
巴豆性烈最为上，偏与牵牛不顺情。	巴豆畏牵牛。
丁香莫与郁金见，牙硝难合京三棱。	丁香畏郁金，牙硝畏三棱。
川乌草乌不顺犀，人参最怕五灵脂。	川乌、草乌畏犀角，人参畏五灵脂。
官桂善能调冷气，若逢石脂便相欺。	官桂畏石脂。
大凡修合看顺逆，炮爁炙煿莫相依。	

服药中的饮食禁忌
服用清内热的中药时，不宜食用热性食物； 服温中类药治疗寒证时，应禁食生冷食物； 蜂蜜反生葱； 甘草、黄连、桔梗、乌梅忌猪肉； 薄荷忌鳖肉； 茯苓忌醋；　　　　　　鳖鱼忌苋菜； 天门冬忌鲤鱼； 荆芥忌鱼、蟹、河豚、驴肉； 白术忌大蒜、桃、李； 鸡肉忌黄鳝。

中药使用禁忌

中药禁忌

中药的作用最注重的是对症，而且使用的药量和搭配都是有一定标准的，要遵照医嘱使用。如果随意更改组方或者改变使用的量，不仅会影响药效，甚至可能会引起副作用和中毒。在使用中药时，要注意中药的配伍禁忌、服法用量、饮食禁忌等诸多方面。

中药配伍禁忌

　　某些药物组方后可发生相反、相恶的关系，使彼此的药效降低，甚至引起毒副作用。《神农本草经·序例》指出："勿用相恶、相反者。"相恶配伍可使药物某些方面的功效减弱，但同时是一种可以利用的配伍关系，并非绝对禁忌。而"相反为害，深于相恶"，是指相反的药物一起使用可能会危害健康，甚至危及生命。故相反的药物原则上禁止配伍应用。

孕妇用药禁忌

　　某些药物具有损害胎元以致堕胎的作用，所以应作为妊娠禁忌的药物。根据药物对于胎元损害程度的不同，一般可分为慎用与禁用两大类。慎用的药物包括通经祛瘀、行气破滞及辛热滑利之品，如桃仁、红花、牛膝、大黄、枳实、附子、肉桂、干姜、木通、冬葵子、瞿麦等；禁用的药物是指毒性较强或药性猛烈的药物，如巴豆、牵牛、大戟、商陆、麝香、三棱、莪术、水蛭、斑蝥、雄黄等。凡禁用的药物绝对不能使用，慎用的药物可以根据病情的需要斟酌使用。

服药期间饮食禁忌

　　在服药期间，一般应忌食生冷、油腻、腥膻、有刺激性的食物。此外，根据病情的不同，饮食禁忌也有区别。

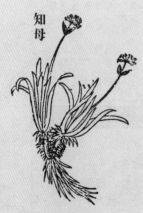

知母

知母：
老根旁初生的子根，形状像蚳蛇，所以叫蚳母，后来讹传为知母。

中药不可过量使用

　　虽然大多中药成分天然，但绝不能因此而认为中药没有副作用，是绝对安全的。有些中药是有毒的，如果过量使用会引起中毒，甚至危及生命。有一些中药虽然没有毒性，但大剂量使用后可能会产生副作用；因此，中药的使用一定要遵循医嘱，不能随意改变剂量。

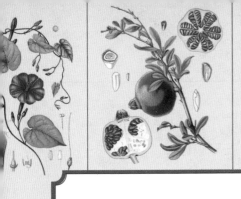
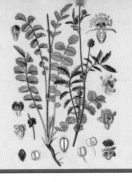
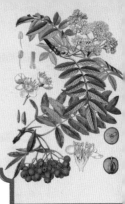
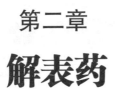
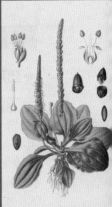

第二章

解表药

●解表药指能疏肌解表、促使发汗，用以发散表邪、解除表证的药物，也叫发表药。根据其药性和主治的差异，可将其分为发散风寒药和发散风热药两类。发散风寒药药性多辛温，所以又称辛温解表药，适用于风寒表证，代表药物有麻黄、细辛、防风、荆芥等；发散风热药药性多辛凉，所以又称辛凉解表药，适用于风热表证，代表药物有桑、柴胡、葛根、牛蒡、升麻等。

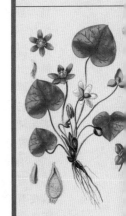
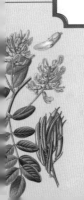
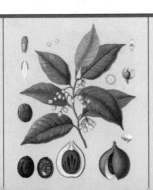
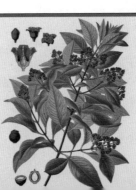
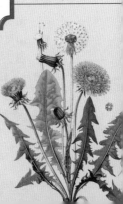

发汗解表第一药

麻黄

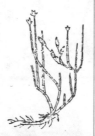

草部·隰草类　　发散风寒药

又名：龙沙、卑相、卑盐，始载于《神农本草经》。根皮黄赤色，长一尺，生于晋地及河东。有人说因其味麻，色黄，故名麻黄，但没有查证。

【功效】祛邪热气，止咳逆上气，除寒热，破癥坚积聚。

◆药用部分

麻黄茎

[修治] 陶弘景说：用之折去节根，水煮十余沸，用竹片掠去水面上的沫，因为沫令人烦，根节能止汗。

[性味] 味苦，性温，无毒。

李时珍说：麻黄微苦而辛，性热而扬。僧继洪说，中牟有生长麻黄之地，冬日不积雪，因它泄内阳之故。过用麻黄会泄真气。由此可知麻黄性热。服用麻黄出汗不止的，用冷水浸头发，仍用扑法即止。

[功能主治] 治中风伤寒头痛、温疟，发表出汗，祛邪热气，止咳逆上气，除寒热，破癥坚积聚。（出自《神农本草经》）

治五脏邪气缓急、风胁痛，止好唾，通腠理，解肌，泄邪恶气，消赤黑斑毒。麻黄不可多服，多服令人虚。（出自《名医别录》）

治身上毒风、皮肉不仁，主壮热温疫、山岚瘴气。（甄权）

通九窍，调血脉，开毛孔皮肤。（出自《日华子诸家本草》）

散赤目肿痛，水肿风肿，产后血滞。（李时珍）

麻黄根节

[性味] 味甘，性平，无毒。

[功能主治] 能止汗，夏季杂粉扑之。（陶弘景）

止汗，实表气，固虚，消肺气、梅核气。（出自《滇南本草》）

【发明】李时珍说：麻黄发汗，而麻黄根节止汗，事物之妙，不可测度。自汗有风湿、伤风、气虚、血虚、脾虚、阴虚、胃热、中暑诸证，都可随证使用。当归六黄汤加麻黄根，治疗盗汗尤其好。因为它行周身肌表，故能引诸药至卫分而固腠理。历代本草只知道用扑法，而不知道服用的效果更好。

◆医家名论

苏颂说：麻黄荥阳、中牟所产的为好。春生苗，至夏五月则长及一尺以上。梢上有黄花，结实如百合瓣而小，也似皂荚子，味甜，微有麻黄气，外皮红，里仁子黑。根紫赤色。俗说有雌雄二种：雌的三四月开花，六月结子。雄的没有花，不结子。立秋后收茎阴干备用。

使用禁忌

由于麻黄发汗力较强，故表虚自汗或阴虚盗汗、肾不纳气的虚喘者均应慎用。肺虚作喘、外感风热、痈、疖等症，均不可用麻黄。

◆形态特征

　　草本状灌木，高20～40厘米。木质茎匍匐卧于土中，小枝直伸或微曲，绿色，长圆柱形，表面细纵槽纹不明显。梢上有黄花，成鳞球花序，通常雌雄异株，结实如百合瓣而小，味甜。种子外皮红，里仁子黑红色或灰褐色，表面有细皱纹。根紫赤色。

茎
[性味] 味苦，性温，无毒。
[主治] 治中风伤寒头痛，温疟等。

根节
[性味] 味甘，性平，无毒。
[主治] 能止汗，固虚等。

产地分布
主要分布于华北南部、西北东部及辽宁、山东等地，以西北地区最为习见。

成熟周期
3月开花 6月结果 8月采收

成品选鉴

表面黄绿色，触之微有粗糙感。体轻，质脆，易折断，断面略呈纤维状，髓部红棕色，近圆形。气微香，味涩、微苦。

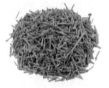

主要药用部分

根、茎

◆实用妙方

· 流行热病，初起一二日：用麻黄（去节）一两，加水四升煎至半干，去渣留汁，加米及豉，煮成粥。先用热水洗完澡，然后喝粥，盖被取汗，汗出即愈。

· 一身面目黄肿、脉沉、小便不利，用甘草麻黄汤：用麻黄四两，加水五升煮，去沫，再加甘草二两，煮成三升。每服一升。盖厚被让出汗。不汗，须再次服药。注意避风寒。

· 风痹冷痛：用麻黄（去根）五两、桂心二两，共研为末，加酒二升，以慢火熬成糖稀状。每服一匙，热酒调下，汗出见效。注意避风。

中药趣味文化

麻黄的由来

　　秦代，有个挖药的老人，收了一个徒弟。这个徒弟很是狂妄，才学会一点皮毛，就看不起师傅了。因门户独自卖药，自立了门户。

　　一天，就用"无叶草"治死了一个人，判刑三年。出狱后，他找到师傅认错，表示痛改前非。师傅见他有了转变，这才把他留下。从此之后，徒弟再用"无叶草"时就十分小心了。

　　此之后，师傅把它传给他，并告诉他用"无叶草"时就十分小心了。因为这种草给他惹过这么大的祸，就起名为"麻烦草"，也就是现在的麻黄。

不再鼻塞流涕，还你畅快呼吸

细辛

草部·山草类　　发散风寒药

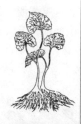

又名：小辛、少辛。苏颂说，华州产的真细辛，根细而味极辛，所以称之为细辛。《名医别录》中记载，细辛生于华阴山谷，二月、八月采根阴干。

【功效】祛风散寒，通窍止痛，温肺化饮。

◆药用部分

细辛根

[修治]雷敩说：凡使细辛，切去头、土，用瓜水浸一夜，晒干用。必须将双叶拣去。

[性味]味辛，性温，无毒。（《中华本草》记载"有小毒"）

徐之才说：与曾青、枣根相使。与当归、芍药、白芷、川芎、牡丹、藁本、甘草同用，治妇科疾病；与决明子、鲤鱼胆、青羊肝同用，治目痛。细辛恶黄芪、狼毒、山茱萸。忌生菜、狸肉。畏消石、滑石。反藜芦。

[功能主治]治咳逆上气，头痛脑动，百节拘挛，风湿痹痛死肌。久服明目利九窍，轻身延年。（出自《神农本草经》）

能温中下气，破痰利水道，开胸中滞结，除喉痹、鼻息肉，治鼻不闻香臭、风痫癫疾，下乳结，治汗不出、血不行，能安五脏，益肝胆，通精气。（出自《名医别录》）

添胆气，治咳嗽，去皮风湿痒，疗见风流泪，除齿痛，治血闭、妇人血沥腰痛。（甄权）

含之，能去口臭。（陶弘景）

治口舌生疮，大便燥结，起目中倒睫。（李时珍）

【发明】李时珍说：气厚者能发热，为阳中之阳。辛温能散，所以各种风寒、风湿、头痛、痰饮、胸中滞气、惊痫者，都适宜使用。口疮、喉痹、齿痛等病用细辛，取其能散浮热，则火郁亦能发之。辛能泄肺，所以风寒咳嗽上气者，也能用。辛能补肝，所以胆气不足、惊痫眼目等疾病，宜用。辛能润燥，所以能通少阴经及耳窍，便涩的人宜用。

◆医家名论

《名医别录》载：细辛生于华阴山谷，二月、八月采根阴干。

李时珍说：能乱细辛的，不止杜衡，应从根苗、色味几方面来仔细辨别。叶像小葵，柔茎细根，直而色紫，味极辛的是细辛。叶像马蹄，茎微粗，根弯曲而呈黄白色，味也辛的是杜衡。叶像小桑，根像细辛，微粗长而呈黄色，味辛而有臊气的是徐长卿。

使用禁忌

凡病内热及火生炎上，上盛下虚，气虚有汗，血虚头痛，阴虚咳嗽，法皆禁用。风热阴虚禁用。恶狼毒、山茱萸、黄芪。畏滑石、消石。反藜芦。忌生菜。

◆形态特征

多年生草本，根茎直立或横走，细长芳香，顶部有分枝。叶片心形或卵状心形，先端渐尖，有短毛，基部呈心形，仅脉上被毛。花单生，从两叶间抽出，贴近地面，通常紫黑色，管钟状。果实接近球状，长10～15毫米，6月成熟。

产地分布
分布于吉林、辽宁、陕西、四川等地。

成熟周期
5月开花
6月结果
9月采收

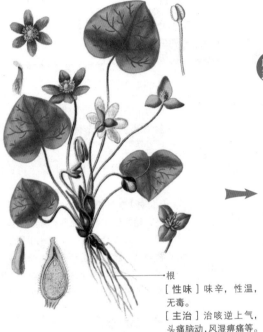

根

[性味] 味辛，性温，无毒。

[主治] 治咳逆上气，头痛脑动，风湿痹痛等。

成品选鉴

表面灰黄色，平滑或具纵皱纹，质脆易折断，断面黄白色。有的可见花果，花钟形，暗紫色，果实球形。气辛香，味辛辣、麻舌。

主要药用部分

根

◆实用妙方

· 中风突然昏倒，不省人事：用细辛末吹入鼻中。

· 小儿口疮：细辛末用醋调贴敷肚脐。

· 虚寒呕哕，饮食不下：细辛（去叶）半两，丁香二钱半，共研为末，每次用柿蒂汤送服一钱。

· 各种耳聋，用聪耳丸：将细辛末溶在黄蜡中，团成鼠屎大小聪耳丸，棉裹一丸塞耳中。须戒怒气。

中药趣味文化

「和尚仙」与细辛汤

很久以前，有一个和尚，他在修行期间一面云游四海，一面行医治病。后来还俗之后，他开了一家医馆，免费给穷人看病。因为他医术高明，又心地善良，乐善好施，当地的百姓都很敬仰他，称他为「和尚仙」。可是他的儿子从小就有哮喘，他翻遍医书，也没有找到医治的方法。后来，他到另外一个地方出诊，偶然听说了细辛汤的方子，回去试了试，还真治好了儿子的病之后，他又用细辛汤治好了很多人。

帮助身体抵御风邪的屏障

防风

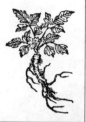

又名：铜芸、茴芸、茴草、屏风。防，是御的意思。它的作用以治风为要，所以叫防风。称茴、芸，是因为它的花像茴香，气味像芸蒿。

【功效】 解表祛风，胜湿，止痉。

草部·山草类 | 发散风寒药

◆药用部分

防风根

[性味] 味甘，性温，无毒。

张元素说：防风味辛而甘，性温，气味俱薄，浮而升，属阳，是手足太阳经的本药。

王好古说：防风又行足阳明、太阴二经，为肝经气分药。

李杲说：防风能制约黄芪，黄芪配上防风同用，其功效愈大，这是相畏相使的配伍。

徐之才说：防风与葱白同用，能行全身气血；与泽泻、藁本同用，能治风病；与当归、芍药、阳起石、禹余粮同用，能治疗妇人子宫虚冷。防风畏萆薢，能解附子毒，恶藜芦、白蔹、干姜、芫花。

[功能主治] 主大风，治恶风、头痛、眩晕及风邪所致的视物不清，风行周身，骨节疼痛，烦满，久服身轻。（出自《神农本草经》）

疗胁痛，肝风，头风，四肢挛急，破伤风。（出自《名医别录》）

治上焦风邪，泻肺实，散头目中滞气、经络中留湿。主上部出血证。（张元素）

防风叶

[功能主治] 中风出热汗。（出自《名医别录》）

防风花

[功能主治] 治四肢拘急，不能走路，经脉虚羸，骨节间痛，心腹痛。（甄权）

防风子

[功能主治] 治风证力强，可调配食用。（苏恭）

【发明】 李杲说：防风治周身疼痛，药效较弱，随配伍引经药而至病所，是治风药中的润剂。如果补脾胃，非防风引用不可。凡项背强痛，腰痛不能转身，为手足太阳证，正应当用防风。病人身体拘挛者，属风邪所致，各种疮痈见此证也须用防风。

◆医家名论

李时珍说：江淮一带所产的大多是石防风，生长在山石之间。二月采其嫩苗做菜，味辛甘而香，称作珊瑚菜。它的根粗、外形丑，子可做种子。吴绶说，凡入药以黄色润泽的防风为好，白的多沙条，不好用。

苏颂说：汴东、淮浙各州郡都有防风生长。

使用禁忌

血虚痉急或头痛不因风邪者忌服。二便秘涩、气升作呕、火升发嗽、阴虚盗汗、阳虚自汗等禁用。恶干姜、藜芦、白蔹、芫花。

◆形态特征

多年生草本，高30~80厘米，全草无毛。根呈长圆柱形，粗壮有分枝，淡黄色，茎单生。叶丛生，有扁长形叶柄，叶片卵形或长圆形，花在茎和分枝顶端，多数为伞形花序，花瓣倒卵形，白色。果实狭圆形或椭圆形，9~10月可采摘。

产地分布
分布于东北、华北及陕西、甘肃、宁夏、山东等地。

成熟周期
5月开花 9~10月采收

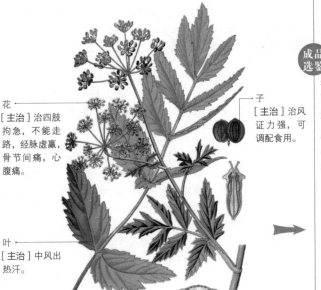

花
[主治] 治四肢拘急，不能走路，经脉虚羸，骨节间痛，心腹痛。

子
[主治] 治风证力强，可调配食用。

叶
[主治] 中风出热汗。

成品选鉴

表面黄棕色有裂隙，断面有棕色环。质松而软，易折断，条粗壮、皮细而紧、无毛头、中心色淡黄、气微香、味微甘者为佳。

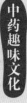

主要药用部分

根

◆实用妙方

· 自汗不止：防风（去芦）研为末，每次用浮小麦煎汤送服二钱。又方：防风用麸炒过，用猪皮煎汤送服。注：芦是指接近根部的叶柄残基。

· 盗汗：防风二两、川芎一两、人参半两，共研为末，每次服三钱，临睡时服。

· 偏正头风：防风、白芷等分，研为末，蜜调制成弹子大的丸子。每次嚼服一丸，用清茶送服。

中药趣味文化

防风与大禹治水的故事

古时大禹治水，会诸侯于会稽，论功行赏。浙江的防风氏途中因治水耽搁，到达会稽时就迟了一天。大禹认为防风氏居功自傲，看不起自己，一怒之下，杀了他。防风氏死时，脑中喷出一股股白色的液体，散落在山间。后来当地乡民因为治水，多数都得了风寒病。有乡民梦见防风氏指引他们去采摘山里的一种草治病。服用了这种草之后，乡民的风寒病就好了。他们认为这是防风氏留下的冤魂神草，所以就叫它"防风"。

17

流行性感冒，不用烦恼

荆芥

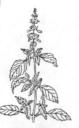

草部·芳草类　　发散风寒药

又名：姜芥、假苏、鼠蓂。据《吴普本草》载，荆芥叶细像落藜，蜀地人生食。之所以叫它苏、姜、芥，都是因它的气味辛香，像苏、姜、芥。

【功效】解表祛风，理血散瘀，止痛安神。

◆药用部分

荆芥茎、穗

[性味] 味辛，性温，无毒。

孟诜说：当作菜长期食用，可引发消渴，熏扰五脏之神。反驴肉、无鳞鱼。

[功能主治] 主寒热鼠瘘、瘰疬生疮，并能破结聚气，下瘀血，除湿痹。（出自《神农本草经》）

单用治恶风贼风、口面歪斜、周身麻痹、心虚健忘，能益力添精，辟邪毒气，通利血脉，补五脏不足之气，助脾胃。（甄权）

主血劳，风气壅满，背脊疼痛，以及阴阳毒之伤寒头痛，头旋目眩，手足筋急。（陈士良）

利五脏，消食下气，醒酒。做菜食用，生、熟都可，也可以煎汤代茶饮之。用豉汁煎服，治突然患伤寒，能发汗。（出自《日华子诸家本草》）

治妇人血风以及疮疥的要药。（苏颂）

产后中风身强直，将其研末用酒送服。（孟诜）

祛邪，除劳渴冷风出虚汗，将其煮汁服用。捣烂用醋调，外敷疔肿肿毒。（陈藏器）

散风热，清头目，利咽喉，消疮肿，治项强、眼花、疮肿、吐血衄血、下血血痢、崩中痔漏。（李时珍）

【发明】李时珍说：荆芥入足厥阴经气分，擅于祛风邪，散瘀血，破结气，消疮毒。因厥阴属风木，主血，相火寄于肝，所以荆芥为风病、血病、疮病的要药。又说：荆芥反鱼蟹、河豚，本草医中并没有说到，然而在民间书中往往有记载。据李延飞《延寿书》中说，凡是吃一切没有鳞甲的鱼，忌吃荆芥。如果吃了黄鳝后再吃荆芥，会使人吐血，唯有地浆可以解。与蟹同吃，可以动风。

张元素说：荆芥辛、温，气味都薄，浮而升，为阳。

使用禁忌

病人表虚有汗者忌之；血虚寒热而不因于风湿、风寒者勿用；阴虚火炎面赤，因而头痛者不宜使用。凡服荆芥，忌食鱼，久服则动渴疾。

◆形态特征

多年生草本，有香气。茎方柱形，长50～80厘米，被短柔毛，基部略带紫色，上部多分枝。叶对生，呈羽状深裂，裂片条形或披针形，两面被柔毛，下面具腺点。花冠穗状，长2～9厘米，浅红紫色，花瓣较小。小坚果三棱形，灰褐色，表面光滑。

产地分布
在全国大多数地区都有分布，人工栽培主产安徽、江苏、浙江、湖北等地。
成熟周期
7月开花
9月结果
10月采收

花穗
[性味] 味辛，性温，无毒。
[主治] 能破气，下瘀血等。

茎
[性味] 味辛，性温，无毒。
[主治] 主寒热鼠瘘，瘰疬生疮等。

成品选鉴

鲜嫩芽表面为淡黄绿色或淡紫红色，有短柔毛；体轻，质硬而脆，断面白色。花穗内藏棕黑色小坚果，气芳香，味微涩而辛温。

主要药用部分

茎、花

◆实用妙方

·头项风强：在八月后以荆芥穗做枕以及铺于床头下，立春后去掉。	·风热头痛：用荆芥穗、石膏等分研为末。每次用茶水调服二钱。	·中风口噤，用荆芥散：将荆芥穗研为细末，用酒送服二钱。	·脚丫湿烂：取荆芥叶捣烂外敷。

中药趣味文化
荆芥与慈禧太后

清光绪年间，慈禧太后得了一场怪病，终日倦怠慵懒，精神很差，情绪低落，看到山珍海味也毫无食欲。出身御医世家的马培之经过诊断，确定慈禧太后的病是肝郁气滞所致，就开了一方「荆防逍遥散」。慈禧太后服了几服药就痊愈了。

这「荆防逍遥散」乃是中医名方，疏肝效果一流，名字也很有意思。意思就是让肝气疏泄畅通，心情也会随之开朗，烦恼抛诸脑后，好像神仙一样逍遥快活。其中的一味主药就是荆芥。

清热祛火的明目良药

木部·灌木类　　　发散风热药

桑子名椹。桑是一个象形字，以桑树的形态为根据而成，上部分是桑的聚花果，即桑椹，下部分是桑树。桑种类繁多，功效大同小异。

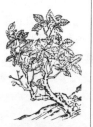

【功效】疏散风热，清肺润燥，清肝明目，滋补肝肾。

◆药用部分

桑根白皮

[性味] 味甘，性寒，无毒。

[功能主治] 治伤中，五劳六极、消瘦、脉细弱，可补虚益气，去肺中水气，治唾血热渴、水肿腹满腹胀，利水道，敷金疮。治肺气喘满、虚劳客热和头痛，内补不足。煮汁饮利五脏。加入散用，下一切风气水气。调中下气，化痰止渴，开胃下食，杀肠道寄生虫，止霍乱吐泻。研汁可治小儿天吊惊痫及敷鹅口疮，效果佳。

桑皮汁

[功能主治] 治小儿口疮白漫，拭擦干净后涂上即愈。另外涂金刃所伤燥痛，一会儿便血止，用白皮裹伤口更好。涂蛇咬伤，蜈蚣、蜘蛛蜇伤有效。取树枝烧汤，治大风疮疥，生眉发。

桑椹

[功能主治] 单独吃可消渴，利五脏关节，通血气。晒干制成末，做成蜜丸每天服，使人不感到饥饿，还可以镇魂安神，令人聪明、头发不白、延年益寿。捣汁饮可解酒毒。酿成酒服，利水气消肿。

桑叶

[性味] 味苦、甘，性寒，有小毒。

[功能主治] 主除寒热出汗。汁能解蜈蚣毒。

煎浓汁服，可除脚气水肿，利大、小肠。炙热后煎饮，能代茶止渴。煎饮可以利五脏，通关节，下气。嫩叶煎酒服，能治一切风。蒸熟捣烂治风痛出汗及扑损瘀血。揉烂可涂蛇虫咬伤。研成汁治金疮及小儿口腔溃疡。

【发明】李时珍说，桑椹有乌、白两种。《杨氏产乳》载，不能给孩子吃桑椹，会使小儿心寒。陆玑说，鸠吃桑椹，过多会醉伤。《四民月令》里说，四月适宜饮桑椹酒，能解百种风热。其做法是：桑椹汁三斗，重汤煮到一斗半，放入白蜜二合，酥油一两，生姜一合适当煮后，用瓶装起来。每次服一合，和酒一起饮。史载魏武帝的军队缺乏食物，得到干桑椹以充饥。金末大灾荒时，人们都吃桑椹，得以存活的人不计其数。湿桑椹可以救灾度荒，平时可及时采摘收藏。

◆医家名论

李时珍说，桑有好多种：白桑，叶大似掌而厚；鸡桑，叶和花较薄；子桑，先长椹而后生叶；山桑，叶尖而长。用种子栽种的，不如压条分栽的。桑若产生黄衣，称作金桑，是树木将要干枯的表现。

使用禁忌

桑叶药性平和，但风寒感冒、口淡、咳嗽、痰稀白者不宜服用。肺胃虚寒者忌服。

◆形态特征

　　落叶灌木或小乔木，高3～15米。树皮灰白色，有条状浅裂。根皮黄棕色或红黄色，纤维性强。叶片卵形或宽卵形，边缘有粗锯齿。花单性，雌雄异株，穗状花序。果实多数密集成一卵圆形或长圆形的聚合果，初时绿色，成熟后黑紫色或红色。

产地分布
原产于我国中部，现各省均有栽培。

成熟周期
4月开花
5月结果
6月采收

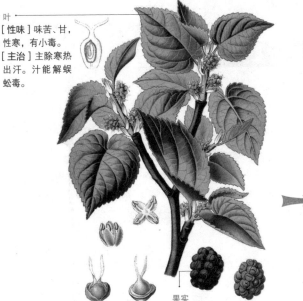

叶
[性味] 味苦、甘，性寒，有小毒。
[主治] 主除寒热出汗。汁能解蜈蚣毒。

果实
[性味] 味甘，性寒。
[主治] 可消渴，利五脏关节，通血气等。

成品选鉴

本品多皱缩、破碎。完整者有柄，叶片展平后呈卵形或宽卵形，上表面黄绿色，下表面颜色稍浅，叶脉突出。质脆。气微，味淡、微苦涩。

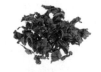

主要药用部分

果实、叶

◆实用妙方

· 青盲：取青桑叶焙干研细，煎汁乘热洗目，坚持必见效。有患此病二十年者，照此洗浴，双目复明。

· 风眼多泪：取冬季不落的桑叶，每日煎汤温洗。

· 眼红涩痛：桑叶研末，卷入纸中烧烟熏鼻，有效。

· 水肿胀满：用桑心皮切细，加水二斗，煮至一斗，放入桑椹，再煮取五升，和糯米饭五升酿酒饮服。此方叫作"桑椹酒"。

中药趣味文化

治盗汗的良药

　　相传宋代时，某日严山寺来了一位游僧，身体瘦弱且胃口极差，每夜一上床入睡就浑身是汗，醒后衣衫、被单尽湿，多年来四处求医都没能治好。后来，住持知道了游僧的病情，说自己有一祖传验方保证可以治好他的病。第二天，天刚亮，住持就带着游僧来到桑树下，趁晨露未干，采了一把桑叶带回寺中，叮嘱游僧焙干时用二钱，每次空腹时用二钱，米汤冲服，每日一次。连服三日后游僧多年的顽疾竟然痊愈了。

防治风寒感冒效果好

柴胡

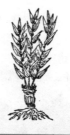

草部·山草类　**发散风热药**

又名：地薰、芸蒿、山菜、茹草、茈胡。它生长在山中，嫩则可食，老则采来当柴，所以苗有芸蒿、山菜、茹草等名称，而根名叫作柴胡。

【功效】解热透邪，疏肝解郁，理气消食，升举阳气。

◆药用部分

柴胡根

[性味] 味苦，性平，无毒。

李时珍说：柴胡入手足少阳经，须佐黄芩同用；入手足厥阴经，则佐黄连同用。

[功能主治] 主心腹疾病，祛胃肠中结气及饮食积聚，并能除寒热邪气，推陈致新。久服可轻身，明目，益精。（出自《神农本草经》）

除伤寒心下烦热，各种痰热结实，胸中气逆，五脏间游气，大肠停积水胀及湿痹拘挛。也可煎汤洗浴。（出自《名医别录》）

治热痨骨节烦痛、热气肩背疼痛、劳乏赢瘦，还能下气消食、宣畅气血，治流行病的发热不退有效，单独煮服，效好。（甄权）

补五劳七伤，除烦止惊，益气力，消痰止咳，润心肺，添精髓，治健忘。（出自《日华子诸家本草》）

除虚劳，散表热，去早晨潮热、寒热往来、胆热口苦、妇人胎前产后各种发热、心下痞满、胸胁痛。（张元素）

治阳气下陷，平降肝胆、三焦、心包络的相火，治头痛眩晕、目昏赤痛、障翳、耳鸣耳聋、各种疟疾及痰块寒热、妇人热入血室、月经不调、小儿痘疹余热、五痔赢热。（李时珍）

【发明】李时珍说：劳有五劳，病在五脏。如果劳在肝、胆、心及心包有热，或少阳经寒热往来者，柴胡为手足厥阴、少阳必用之药。劳在脾胃有热或阳气下陷，则柴胡为引清气、退热的必用之药，只有劳在肺、肾的，不能用柴胡。李东垣说：肺疟、肾疟，十二经疮疽及发热者都可用柴胡，但用药时必须认真分析疾病的原因，辨证施治，合理地加减用药。

◆医家名论

李时珍说：银州产的柴胡长一尺多，色微白且柔软，不易得到。北方所产的，像前胡而柔软，是现在人们称的北柴胡，入药也很好。南方产的，不像前胡，却像蒿根，坚硬不入药。柴胡的苗像韭叶或者竹叶，以像竹叶的为好。

苏颂说：关陕、江湖间近道都有，以银州所产的最好。柴胡二月生苗，很香。它的茎青紫坚硬，微有细线；叶像竹叶而稍紧小，也有像斜蒿的，还有像麦门冬叶而短的。柴胡在七月开黄色花，根淡赤色，像前胡而强。

使用禁忌

肝阳上亢，阴虚火旺及气机上逆者忌用或慎用。体虚而气升者忌之，呕吐及阴虚火炽炎上者不宜使用。恶皂荚，畏女菀、藜芦。不可与有毒的大叶柴胡混淆。

◆形态特征

多年生草本，高40～70厘米，主根粗大坚硬。茎单一或丛生，上部多分枝，青紫色，微有细线。叶互生，为宽或窄的披针形，背面有明显突起的纵脉，像竹叶而稍紧小，叶片上常有白霜。伞形花序，花瓣淡黄色。果呈椭圆形，棕色，两侧略扁。

产地分布
主产于河北、辽宁、吉林、黑龙江、河南、陕西。

成熟周期
2月长苗
7月开花
8月采收

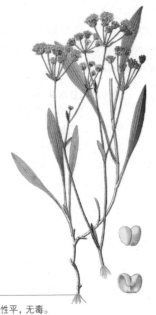

根
[性味] 味苦，性平，无毒。
[主治] 主心腹疾病，祛胃肠中结气及饮食积聚。

成品选鉴

表面黑褐色或浅棕色，具纵纹、支根痕及皮孔。质硬而韧，不易折断，断面显纤维性，木部黄白色。气微香，味微苦。

主要药用部分

根

◆实用妙方

· 伤寒余热（伤寒之后，邪入经络，体瘦肌热）：柴胡四两、甘草一两，每次用三钱，加水一盏，煎服。

· 虚劳发热：柴胡、人参等分，每次取三钱，加姜、枣同水一起煎服。

· 湿热黄疸：柴胡一两、甘草二钱半，白茅根一小把，加水一碗，煎至七分，任意时间服用，一日服完。

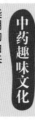

中药趣味文化

柴胡的由来

秦代有位胡进士，家里一位长工得了寒热病，一时觉得如被火烧，一时像掉进冰窖里。胡进士怕被传染，就把他赶走了。长工非常饥饿，就挖了一些草根吃。几日后，他的病竟不治而愈。后来胡家少爷也得了寒热病，胡进士听说了他边家少爷得了寒热病之事，请他回来救治。长工便挖了溪边的草根回来煎药给少爷服用。少爷服用之后，胡少爷也痊愈了。人们为了纪念此草治疗胡少爷有功，取名为"柴胡"。

适合"三高"人群的良药

葛

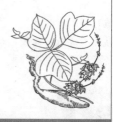

又名：鸡齐、鹿藿、黄斤。产于我国东北、华北及江南地区，其藤蔓可制布，称为葛布，葛布质地细腻，多用来做衣服。魏晋以后常用来做巾。

【功效】解肌发表出汗，开腠理，疗金疮，止胁风痛。

◆药用部分

葛根

[性味] 味甘、辛，性平，无毒。

[功能主治] 主消渴，身大热，呕吐，诸痹，阴风，诸毒。（出自《神农本草经》）

疗伤寒中风头痛，解肌发表出汗，开腠理，疗金疮，止胁风痛。（出自《名医别录》）

治天行上气呕逆，开胃下食，解酒毒。（甄权）

治胸膈烦热发狂，止血痢，通小肠，排脓破血。还可外敷治蛇虫咬伤，毒箭伤。（出自《日华子诸家本草》）

生可堕胎。蒸食可消酒毒，可断谷不饥。做粉吃更妙。（陈藏器）

做粉可止渴，利大小便，解酒，祛烦热，压丹石，外敷治小儿热疮。捣汁饮，治小儿热痞。（出自《开宝本草》）

散郁火。（李时珍）

鼓舞胃气上行，生津液，又解肌热，治脾胃虚弱泄泻。（李杲）

猘狗伤，捣汁饮，并用末外敷伤口。（苏恭）

杀野葛、巴豆、百药毒。（徐之才）

【发明】陶弘景说：生者捣取汁饮之，解温病发热。葛根为屑，疗金疮断血，亦疗疟及疮。朱震亨说：凡癍痘已见红点，不可用葛根升麻汤，恐表虚反增斑烂。徐用诚说：其用有四，止渴一也，解酒二也，发散表邪三也，发疮疹难出四也。

◆医家名论

李时珍说：葛有野生、家种两种。它的藤蔓可用来制成粗、细葛布。其根外紫而内白，长七八尺。其叶有三尖，像枫叶而更长些，叶面青色而背面为淡青色。其开花成穗，累累相缀，为红紫色。其荚像小黄豆荚，也有毛。其子绿色，扁扁的像盐梅子核，生嚼有腥气，八九月份采集，也就是《神农本草经》中所说的葛谷。花晒干后，也可以炸来吃。

使用禁忌

其性凉，易于动呕，胃寒者所当慎用。不可多服，恐损胃气。夏日表虚、汗多尤忌。凡中气虚而热郁于胃者，应慎用。

◆ 形态特征

　　多年生草质藤本，长达10米。块根圆柱状，肥厚，外皮灰黄色，内部粉质，富纤维。藤茎基部粗壮，上部分枝，长数米，植株全被黄褐色粗毛。叶互生，具长柄，有毛，顶生叶片菱状卵圆形，先端渐尖，边缘有时浅裂。

产地分布
除新疆、青海及西藏外，几乎遍及全国。

成熟周期
6月开花
9月结果
12月采收

成品选鉴

呈纵切的长方形厚片或小方块，外皮淡棕色，有纵皱纹，粗糙。切面黄白色，纹理不明显。质韧，纤维性强。无臭，味微甜。

主要药用部分

根

根
[性味] 味甘、辛，性平，无毒。
[主治] 主消渴，呕吐，阴风，诸毒等。

◆ 实用妙方

·时气头痛，壮热：生葛根洗净，捣汁一大盏，加豉一合，煎成六分，去滓分次服，汗出即愈。如不出汗，再服。若心热，加栀子仁十枚。	·热毒下血，因食热物而发：生葛根二斤，捣汁一升，加藕汁一升，混合服下。	·酒醉不醒：取生葛根汁二升，服下。 ·妊娠热病心闷：葛根汁二升，分作三服。

中药趣味文化

葛根的传说

　　从前，有一位姓葛的员外，受朝臣陷害，被满门抄斩，只有最小的儿子逃了出去。这孩子孤苦无依，机缘巧合下被一个挖药的老人收留。从此他便每天跟着老人上山采药。老人常采一种药草，用它的块根给乡亲们治发热口渴、泄泻等病。过了几年，老人死了，葛员外的小儿子继续用这种药草治病救人。一个病人让他给这药草取个名字。他联想到自己的身世，就将这种草叫作『葛根』，以感谢老人家为葛家留住了最后的根。

风靡全球的高档蔬菜

牛蒡

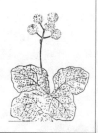

草部·隰草类 发散风热药

又名：鼠粘、恶实、大力子、蒡翁菜、便牵牛、蝙蝠刺。入药的部分是牛蒡子，也被称为恶实。全国各地都有，根非常粗大，可以做菜吃，对人体有益。

【功效】疏散风热，宣肺祛痰，利咽透疹，解毒消肿。

◆药用部分

牛蒡子

[修治] 雷敩说：凡用拣净，以酒拌蒸，等到有白霜重出，用布拭去，焙干后捣粉用。

[性味] 味辛，性平，无毒。

[功能主治] 明目补中，除风伤。（出自《名医别录》）

治疗风毒肿，各种瘘。（陈藏器）

研末浸酒服，每日服二三盏，能除各种风证，去丹石毒，利腰脚。又在吃饭前揉捏三枚恶实子吞服，可散各种结节筋骨烦热毒。（甄权）

润肺散气，利咽膈，去皮肤过敏，通十二经。（张元素）

消斑疹毒。（李时珍）

牛蒡根茎

[性味] 味苦，性寒，无毒。

陈藏器说：根须蒸熟曝干用，不然的话，会让人想吐。

[功能主治] 主伤寒寒热出汗，中风面肿，口渴，尿多。久服会轻身耐老。（出自《名医别录》）

根主牙齿痛，劳疟，各种风证引起的双脚无力，痈疽，咳嗽伤肺，肺脓疡及腹内积块，冷气积血。（苏恭）

根浸酒服，可祛风及恶疮。将根与叶同捣碎，能外敷杖疮、金疮。（陈藏器）

主面目烦闷、四肢不健，能通十二经脉，洗五脏恶气。（甄权）

将茎叶煮汤，用来洗浴，可消除皮肤瘙痒。还可加入盐、花生同捣烂，外敷一切肿毒。（孟诜）

【发明】李杲说：鼠粘子功用有四种，治风湿瘾疹，咽喉风热，散诸肿疮疡之毒，利凝滞腰膝之气。苏颂说：根做成果脯食用，很好。茎叶宜煮汁酿酒服。冬天采根，蒸晒后入药。

◆医家名论

李时珍说：古人用肥沃的土壤栽培牛蒡种子。剪嫩苗淘洗干净当蔬菜吃，挖根煮后晒干做成果脯，说是对人很有好处，现在的人已经很少这样吃了。牛蒡三月长苗，茎高的有三四尺。四月开花成丛状，淡紫色，结的果实像枫球但要小些，花萼上的细刺百十根攒聚在一起，一个果实有几十颗子。它的根粗如手臂，长的近一尺，浅青灰色。在七月采子，十月采根。

使用禁忌

该品能滑肠，气虚便溏者忌用。气虚色白大便自利或泄泻者，慎勿服之。痈疽已溃，非便秘不宜服。牛蒡苷有轻度利尿、泻下作用，过量使用会因呼吸麻痹而引起死亡。

◆形态特征

二年生草本，高1～2米。茎直立，上部多分枝。叶丛生，广卵形或心形，边缘微波状或有细齿，下面密被白色短柔毛。花成丛状，淡紫色，果实像枫梂但要小些，花萼上的细刺百十根攒聚在一起，一个有几十颗子。根粗大，浅青灰色。

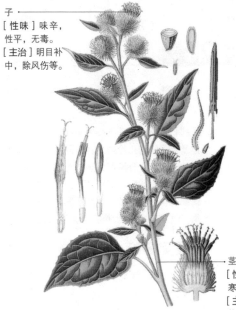

子
[性味] 味辛，性平，无毒。
[主治] 明目补中，除风伤等。

茎
[性味] 味苦，性寒，无毒。
[主治] 主伤寒寒热出汗，中风面肿，口渴，尿多。

产地分布

国内分布广泛，产地分散，分布于东北、华北、西北、西南等地区。

成熟周期

6月开花
8月结果
10月采收

成品选鉴

根呈纺锤状，皮部黑褐色，有皱纹，肉质而直，内呈黄白色，味微苦而性寒。牛蒡子呈倒卵形，略扁，微弯曲，表皮褐色。

主要药用部分

种子、茎

◆实用妙方

· 风热浮肿，咽喉闭塞：牛蒡子一合，炒至半生半熟，研成末，每次用热酒送服一寸匕。

· 痰厥头痛：牛蒡子（炒）、旋覆花等分，研为末，用清茶送服一钱，一天两次。

· 一切风疾，年久不愈：牛蒡根一升，生地黄、枸杞子、牛膝各三升。装在袋子里，泡在三升酒中，每天饮适量。

中药趣味文化

『东洋参』

牛蒡在宋代时传入日本，并培育出很多优良品种。现在日本等东亚国家因受我国传统医学影响，对牛蒡的药用价值情有独钟，并将其奉为营养和保健价值极佳的高档蔬菜。牛蒡受到了消费者的极大欢迎，又因其具有药用与食用双重利用价值，资源丰富，综合开发简便易行，被日本卫生部认定为「新资源食品」。牛蒡不仅风靡东亚、东南亚，还引起了西欧和美国有识之士的关注，将其与人参媲美，有『东洋参』的美誉。

轻身益寿解百毒

升麻

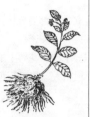

草部·山草类　发散风热药

又名：周麻。李时珍说，此物叶像麻，性上升，所以叫升麻。在张揖《广雅》及《吴普本草》中，升麻又名周升麻。此周应该指的是周地。

【功效】发表透疹，清热解毒，升举阳气。

◆药用部分

升麻根

[修治] 雷敩说：采得升麻后刮去粗皮，用黄精汁浸泡一夜，晒干，锉碎蒸后再晒干用。

李时珍说：今人只取里白外黑而紧实，称作鬼脸升麻的去须及头芦，锉碎用。

[性味] 味甘、苦，性平、微寒，无毒。

李杲说：升麻引葱白，散手阳明经风邪；引石膏，止阳明经齿痛；人参、黄芪，不用升麻引，不能上行。

李时珍说：升麻与柴胡同用，引升发之气上行；与葛根同用，能发阳明之汗。

[功能主治] 解百毒，辟瘟疫、瘴气、邪气、蛊毒，入口皆吐出。治中恶腹痛，流行疾病，头痛寒热，风肿诸毒，喉痛口疮。久服不夭，轻身长年。（出自《神农本草经》）

治小儿惊痫、热壅不通，疗痈肿豌豆疮，煎汤用棉蘸拭疮上。（甄权）

治阳明头痛，补脾胃，祛皮肤风邪，解肌肉间风热，疗肺痿咳唾脓血，能发浮汗。（张元素）

治牙根浮烂恶臭、太阳鼻衄，是疮家的圣药。（王好古）

能消斑疹，行瘀血，治阳陷眩晕、

胸胁虚痛、久泄下痢、后重遗浊、带下崩中、血淋下血、阳痿足寒。（李时珍）

【发明】李时珍说：升麻是禀赋素弱、元气亏虚及劳役饥饱生冷内伤，脾胃引经药中最重要的一味药。升麻葛根汤是发散阳明风寒的方药，用来治阳气郁遏及元气下陷所致各种疾病都有很好的疗效，如红眼病。升麻能解痘毒，但只有在初起发热的时候可用来解毒。

◆医家名论

《名医别录》载：升麻生长在益州山谷，二月、八月采根，晒干。

苏颂说：蜀汉、陕西、淮南州郡都产升麻，以蜀汉所产的为好。升麻春天生苗，高三尺多；叶像麻叶，为青色；四五月开花，像粟穗，白色；六月以后结果，黑色；根像蒿根，紫黑色，多须。

使用禁忌

如有阴虚阳浮、喘满气逆及麻疹已透等症者忌服。升麻不可一次使用过多，服用过量可导致头晕、震颤、四肢拘挛等症状。若有上实气壅、诸火炎上的症状，皆不宜用。

◆形态特征

多年生草本，根茎呈不规则块状，须根多而长。茎直立，有分枝，被疏柔毛。羽状复叶，叶柄密被柔毛，叶片卵形或披针形，边缘有深锯齿，上面绿色，下面灰绿色，两面被短柔毛。花序生于叶腋或枝顶，圆锥形，白色。果长矩圆形，略扁。

产地分布

分布于西藏、云南、四川、青海、甘肃、陕西、河南西部和山西等地。

成熟周期

7月开花
8月结果
10月采收

成品选鉴

表面黑褐色或棕褐色，粗糙不平，具须根痕。体轻，质坚硬，不易折断，断面黄绿色或淡黄白色，纤维性，有裂隙。气微，味微苦而涩。

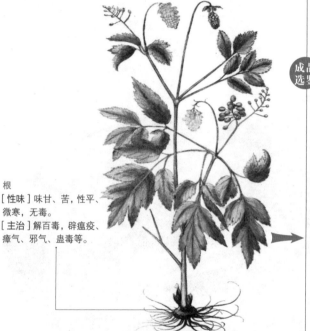

根
[性味] 味甘、苦，性平、微寒，无毒。
[主治] 解百毒，辟瘟疫、瘴气、邪气、蛊毒等。

主要药用部分

根

◆实用妙方

· 豌豆斑疮，由头面传及躯体，状如火烧疮，都有白浆，此为恶毒之气所致：用蜜煎升麻，随时取食。以水煮升麻，用棉花蘸药汁拭洗疮。

· 清瘴明目，用七物升麻丸：升麻、犀角、黄芩、朴硝、栀子、大黄各二两，豆豉二升，微熬后同捣为末，蜜调做成梧桐子大的药丸。如果觉得四肢发热，大便困难时，即服三十丸，取微利为度。如果四肢小热，只需在饭后服二十丸。

中药趣味文化

青梅竹马

西周时有一户人家，妻子得了子宫脱垂病，久治不愈。父女二人渐入膏肓。最后女儿青青，贴出了治病招亲的告示。当地有一位以采药为生的穷苦青年，束手无策。梦见一位老神仙说：『竹马送来日，洞房花烛时』。第二天，他就听说了青梅家的事，于是，他上山去找竹马，最后终于找到了竹马，为青梅的娘治好了病。青梅和那位青年成了亲。人们由此知道了竹马的神奇功效，后来竹马被传成了升麻。

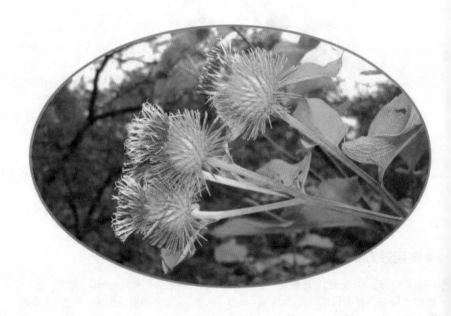

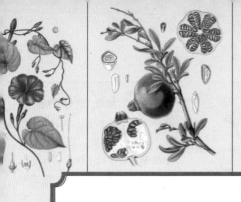
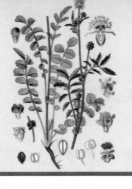
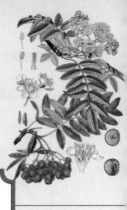
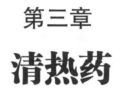
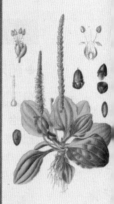

第三章

清热药

●清热药是以清解里热为主要作用的药物，主要用于热病高热、热痢、痈肿疮毒、目赤肿痛、咽喉肿痛等各种里热症候。清热药多属寒凉，根据各药的专长，又分为五小类，即清热泻火药，如知母、决明；清热解毒药，如连翘、蒲公英；清热燥湿药，如黄连、黄芩；清虚热药，如青蒿；清热凉血药，如紫草、马兰。

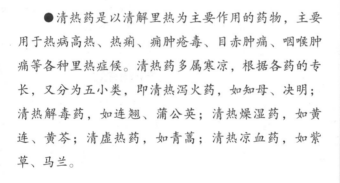
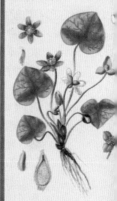
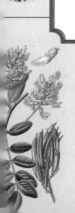
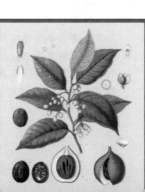
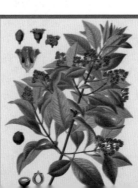
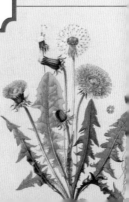

润肺滋阴，清肺泻火

知母

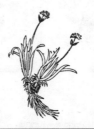

草部·山草类　　**清热泻火药**

又名：蚳母、连母、蝭母、地参、水参（水浚、水须）、苦心、儿草、女理、韭逢。因为老根旁边初生的子根，形状像蚳蛇，所以叫蚳母，后来传为知母、蝭母。

【功效】清热泻火，生津润燥。

◆药用部分

知母根

[修治] 雷敩说：使用本品时，先在槐砧上锉细，焙干，用木臼捣碎，不要用铁器。

李时珍说：拣肥润里白的使用为好，去毛切片。如需引经上行，则用酒浸焙干，引经下行则用盐水润焙。

[性味] 味苦，性寒，无毒。

[功能主治] 治消渴热中，除邪气、肢体浮肿，利水，补不足，益气。（出自《神农本草经》）

疗伤寒久疟烦热、胁下邪气、膈中恶，及恶风汗出、内疸。多服令人腹泻。（出自《名医别录》）

治心烦躁闷、骨蒸潮热、产后发热，肾气劳，憎寒虚烦。（甄权）

治骨蒸痨瘵，通小肠，消痰止咳，润心肺，安心神，止惊悸。（出自《日华子诸家本草》）

凉心除热，治阳明火热，泻膀胱、肾经之火。疗热厥头痛，下痢腰痛，喉中腥臭。（张元素）

泻肺火，滋肾水，治命门相火有余。（王好古）

安胎，止妊娠心烦，辟射工、溪毒。（李时珍）

【发明】甄权说：知母治各种热劳，凡病人体虚而口干的，加用知母。

李时珍说：肾苦燥，宜食辛味药以滋润，肺苦气逆，宜用苦味药以泻下，知母辛苦寒凉，下润肾燥而滋阴，上清肺金而泻火，为二经气分药。黄柏是肾经血分药，所以二药必相须配用。

◆医家名论

《名医别录》载：知母生长在河内川谷，二月、八月采根晒干用。

陶弘景说：知母出于彭城。形似菖蒲而柔润，极易成活，掘出随生，要根须枯燥才不生长。

苏颂说：黄河沿岸怀、卫、彰德各郡以及解州、滁州都有。四月开青色的花，如韭花，八月结实。

使用禁忌

脾胃虚寒或虚热，大便溏泄者忌服，服后令人作泻减食，故虚损大忌。凡肺中寒嗽，无火症而尺脉微弱者禁用。阳痿及易举易痿、泄泻脾弱、饮食不消化、食欲不振、肾虚溏泄者禁用。

◆形态特征

多年生草本，全株无毛。根状茎横生于地面，上有许多黄褐色纤维，下生许多粗而长的须根。叶呈线形，质稍硬。花茎直立，花序总状，稀疏狭长，花为白色或紫堇色。果长卵形，成熟后有裂纹，种子三棱形，两端尖，黑色。

产地分布
主要分布在河北、山西、黑龙江、吉林、辽宁等地。

成熟周期
6月开花
8月结果
9月采收
次年3月采收

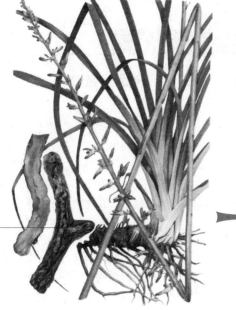

根
[性味]味苦，性寒，无毒。
[主治]清热泻火，利水，补不足，益气等。

成品选鉴

呈长条状，表面黄棕色至棕色，具紧密排列的环状节，质硬，易折断，断面黄白色。气微，味略苦，嚼之带黏性。

主要药用部分

根

◆实用妙方

·新久痰嗽：知母、贝母各一两，研细，巴豆三十枚，去油，研匀。每次服一合，用生姜三片，两面蘸上药末，放在口里细嚼咽下，服完即睡。第二天早晨大便一次后，则痰嗽渐止。体质壮实者才可用。

·久咳气急：知母五钱（去毛切片，隔纸炒），杏仁五钱（姜水泡后去皮尖，焙干），加水一盅半，煎取一盅，饭后温服。再用萝卜子、杏仁等分，研末，加米糊做成丸，每次姜汤送服五十九，以绝病根。

中药趣味文化

知母的传说

三国时有位老婆婆靠挖药为生，她想把认药的本事传给一个厚道人。后来她碰到一个樵夫，樵夫看她，可怜就收留了她，并认其作义母。三年后的一天，老人让樵夫背她上山，找到了有白中带紫条纹状花朵的野草。"这草能治肺热咳嗽发热。你知道为什么我现在才教你认药吗？"樵夫夫说："母亲是想找个厚道的人传他认药，怕居心不良的人拿这本事去坑害百姓！"老婆婆点了点头："这种药还没有名字，就叫它'知母'吧！

决明

明目润肠，眼病的克星

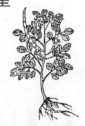

决明的种类很多，这里指的是马蹄决明，以其明目的功效而命名。另外还有草决明、石决明，功效都相同。草决明就是青葙子，陶弘景称其为萋蒿。

【功效】清肝明目，降压润肠。

草部·隰草类　　清热泻火药

◆药用部分

决明子

[性味]味咸，性平，无毒。

徐之才说：与蓍实相使，恶大麻子。

[功能主治]治视物不清，眼睛混浊，结膜炎，白内障，眼睛发红、疼痛、流泪，久服令人眼明亮，轻身。（出自《神农本草经》）

治唇口青。（出自《名医别录》）

助肝气，益精。用水调末外涂，消肿毒。熏太阳穴，可治头痛。贴印堂，止鼻洪。做枕头，可治头风且有明目的作用，效果比黑豆好。（出自《日华子诸家本草》）

治肝热风眼赤泪。（甄权）

益肾、解蛇毒。（朱震亨）

叶当菜食用，利五脏，明目，效果好。（甄权）

解蛇毒。（出自《本草衍义补遗》）

治小儿五疳，擦癣癞。（出自《生草药性备要》）

泻邪水。（出自《医林纂要》）

明目，利尿。治昏眩，脚气，浮肿，肺痈，胸痹。（出自《湖南药物志》）

【发明】李时珍说：《物类相感志》载，在园中种决明，蛇不敢入。丹溪朱氏说决明解蛇毒即源于此。

◆医家名论

李时珍说：决明有两种，一种是马蹄决明，茎高三四尺。叶比苜蓿叶大而叶柄小，叶尖开杈，白天张开，夜晚合拢，两两相贴。它在秋天开淡黄色的花，花有五瓣。结的角像初生的细豇豆，长五六寸。角中有子数十颗，不均匀相连接，形状像马蹄，青绿色，是治眼疾的最佳药物。另一种是茳芒决明，即《救荒本草》中的山扁豆。它的苗和茎都像马蹄决明，但叶柄小，末端尖，像槐叶，夜晚不合拢。秋天开深黄色的花，花为五瓣，结的角大小如小手指，长二寸左右。角中子排成列，像黄葵子而扁，褐色，味甘滑。这两种的苗叶都可以做酒曲，俗称独占缸。但茳芒的嫩苗及花、角子，都可食用或泡茶饮，而马蹄决明的苗和角都苦、硬，不能吃。

使用禁忌

决明子药性寒凉，有明显的致泄泻和降血压作用，因此脾胃虚寒、脾虚泄泻及低血压等患者不宜服用。决明子主要含有一些刺激肠道的化合物，长期服用可引起肠道病变。

◆形态特征

　　一年生半灌木状草本，高 0.5 ~ 2.0 米。茎直立，上部多分枝，全株被短柔毛。叶互生，羽状，叶片倒卵形或倒卵状长圆形，下面及边缘有柔毛。花成对腋生，花瓣倒卵形或椭圆形，黄色。果实细长，近四棱形。种子菱柱形或菱形，略扁，淡褐色，有光亮。

产地分布
在长江以南各省区普遍分布，以广西、贵州等地较为常见。

成熟周期
4月长苗
8月开花
10月结果

成品选鉴

两端平行倾斜，形似马蹄。表面绿棕色或暗棕色，平滑有光泽，背腹两侧各有一条突起的线性凹纹。质坚硬。味微苦。小决明子为短圆柱形，两端平行倾斜。

主要药用部分

种子

子·
[性味] 味咸，性平，无毒。
[主治] 治视物不清，眼睛混浊等。

◆实用妙方

·青盲、雀目：决明一升、地肤子五两，同研末，加米汤做成梧桐子大的丸子，每次用米汤送服二三十九。注：青盲是外观正常，但不见物；雀目是夜盲。

·目赤肿痛、头风热痛：决明子炒后研细，用茶调匀敷两侧太阳穴，药干即换，一夜肿消。

中药趣味文化
老秀才和决明子

　　明代时，有个老秀才不到六十岁就得了眼病。一天，一个南方药商从他门前过，见有几株野草，就问这草卖不卖。老秀才心想：这肯定是草药，不肯卖给药商。秋天，这几株野草结了菱形、灰绿色有光亮的草子。老秀才一闻草子味挺香，就每天用它泡水喝，日子一长，眼病居然好了。以后，老秀才常饮这种茶，一直用到八十多岁还眼明体健。有诗曰：「愚翁八十目不瞑，日数蝇头夜点星，并非生得好眼力，只缘长年饮决明。」

消肿止痛，疮家圣药

连翘

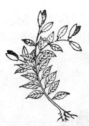

草部·隰草类　｜　清热解毒药

又名：连、异翘、旱莲子、兰华、三廉。它的根叫作连轺、竹根。按《尔雅》所记载，连，异翘，即本名连，又名异翘，因此合称为连翘。有大小之分。

【功效】清热解毒，消肿散结，疏散风热。

◆药用部分

连翘根

[性味] 味甘，性寒、平，有小毒。

[功能主治] 下热气，益阴精，令人面色好，能明目。久服轻身耐老。（出自《神农本草经》）

治伤寒瘀热欲发黄。（李时珍）

下热气，治湿热发黄。（出自《本经逢原》）

连翘实

[性味] 味苦，性平，无毒。

李时珍说：味微苦、辛。

[功能主治] 主寒热、鼠瘘、瘰疬、痈肿、恶疮、瘿瘤、结热蛊毒。（出自《神农本草经》）

驱白虫。（出自《名医别录》）

通利五淋，治小便不通，除心经邪热。（甄权）

通小肠，排脓，治疮疖，能止痛，通月经。（出自《日华子诸家本草》）

散各经血结气聚，消肿。（李杲）

泻心火，除脾胃湿热，治中部血证，为使药。（朱震亨）

治耳聋，听音不清。（王好古）

【发明】张元素说：连翘功用有三，一泻心经

客热，二祛上焦诸热，三为疮家圣药。

李时珍说：连翘形状像人心，两片合成，里面有仁很香，是少阴心经、厥阴心包络气分主药。各种疼痛、痒疾、疮疡都属心火，所以连翘为十二经疮家圣药，兼治手足少阳、手阳明三经气分之热。

◆医家名论

苏颂说：连翘有大、小两种。大翘生长在下湿地或山冈上，青叶狭长，像榆叶、水苏一类，茎赤色，高三四尺，独茎，梢间开黄色花，秋天结实像莲，内作房瓣，根黄像蒿根，八月采房。小翘生长在山冈平原上，花、叶、果实都似大翘而细。生长在南方的，叶狭而小，茎短，才高一二尺，花也是黄色，实房为黄黑色，内含黑子如粟粒，也叫旱莲，南方人将它的花叶入药。

陶弘景：连翘处处有，今用茎连花实也。

使用禁忌

脾胃虚弱，气虚发热，痈疽已溃、脓稀色淡者忌服。因虚而大热者勿服，脾胃薄弱易于作泻者勿服。久服有寒中之患。

◆形态特征

　　落叶灌木。茎单生，赤色，高三四尺。枝土黄色或灰褐色，略呈四棱形。叶通常为单叶，叶片卵形、宽卵形或椭圆状卵形至椭圆形，除基部外具锐锯齿或粗锯齿。花生于叶腋，花冠黄色，倒卵状椭圆形。果卵球形，先端喙状渐尖，表面疏生瘤点。

产地分布
主要集中在山西、湖北、陕西、河南、河北等地。

成熟周期
3月开花
7月结果
8月采收

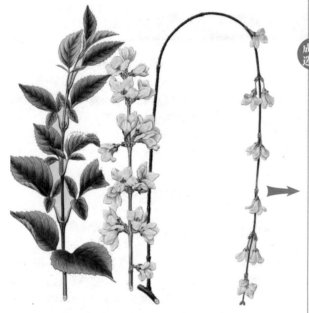

成品选鉴

呈卵球形，稍扁，表面有不规则的纵皱纹；顶端锐尖；青翘多不开裂，表面绿褐色，质硬；种子多数，黄绿色，细长，一侧有翅。气微香，味苦。

主要药用部分

根、果实

◆实用妙方

·瘰疬结核：连翘、芝麻等分，研为末，经常服用。

·痔疮肿痛：用连翘煎汤熏洗，然后用刀上飞过的绿矾加少许麝香敷贴。

·治小儿一切热：连翘、防风、甘草（炙）、山栀子各等分，上捣罗为末，每服二钱，水一中盏，煎七分，去滓温服。

中药趣味文化

莲巧姑娘和连翘树

　　很久以前，有个姑娘叫莲巧，心地善良，温柔贤惠。一次她在山里看到一条大蟒蛇缠住一个孩子。她为了救那个孩子，捡起身边的一块大石头，用力不停地向蟒蛇砸去。蟒蛇一时疼痛难忍，松开了孩子，张着血盆大口向莲巧扑来。孩子得救了，莲巧却被蟒蛇缠死了。后来，在她的坟旁长出了一棵棵小树，并且一丛一片片，越长越多，越长越大。人们说这是莲巧姑娘变的，为了纪念她，就把这种树叫作「连翘」。

女性乳腺疾病不用愁

蒲公英

草部·柔滑类 | **清热解毒药**

又名：耩褥草、金簪草、黄花地丁，广泛分布于我国的各个地区，生长在平原、田野、沼泽中，生命力顽强，可以生吃，味苦，是广受人们喜爱的野菜。

【功效】清热解毒，消肿散结。

◆药用部分

蒲公英苗

[性味] 味甘，性平，无毒。

[功能主治] 取蒲公英苗煮汁饮用，并外敷患处，治妇人乳痈肿。（苏恭）

解食物毒，散滞气，化热毒，消恶肿、结核、疔肿。（朱震亨）

能掺牙，乌须发，壮筋骨。（李时珍）

用蒲公英的白汁外涂，治恶刺。（苏颂）

主妇人乳痈肿。（出自《新修本草》）

化热毒，消恶肿结核，解食毒，散滞白。（出自《本草衍义补遗》）

敷诸疮肿毒，疥颓癣疮；祛风，消诸疮毒，散瘰疬结核；止小便血，治五淋癃闭，利膀胱。（出自《滇南本草》）

补脾和胃，泻火，通乳汁，治噎膈。（出自《医林纂要》）

疗一切毒虫蛇伤。（出自《本草拾遗》）

清肺，利嗽化痰，散结消痈，养阴凉血，舒筋固齿，通乳益精。（出自《随息居饮食》）

治一切疔疮、痈疡、红肿热毒诸症，可服可敷，颇有应验，而治乳痈乳疔，红肿坚块，尤为捷效。（出自《本草正义》）

炙脆存性，酒送服，疗胃脘痛。（出自《岭南采药录》）

【发明】李杲说：蒲公英苦寒，是足少阴肾经的君药，本经必用。

朱震亨：蒲公英与忍冬藤同煎汤，加少量的酒调佐服用，可治乳腺炎。服用后想睡，这是它的一个作用，入睡后出微汗，病即安。

◆医家名论

韩保昇说：蒲公英生长在平原、沼泽、田园中。它的茎、叶像苦苣，折断后有白汁，可以生吃，花像单菊但更大。

寇宗奭说：蒲公英即地丁。四季都可开花，花谢后飞絮，絮中有子，落地就会生长。所以庭园中都有生长，是随风带来的。

李时珍说：蒲公英四散而生，茎、叶、花、絮都像苦苣，但较苦苣小些。嫩苗可以食用。二月采花，三月采根。

使用禁忌

阳虚外寒、脾胃虚弱者忌用。用量过大时，偶见胃肠道反应，如食欲减退、恶心、呕吐、腹部不适及轻度泄泻，以及倦息、疲乏、出虚汗、面色苍白。个别人会出现荨麻疹、全身瘙痒等过敏反应。

◆形态特征

多年生草本，根深长，单一或分枝，外皮黄棕色。叶根生，排成莲座状，倒披针形，羽裂，叶端稍钝或尖，基部渐狭成柄，无毛萼，有蛛丝状细软毛。花茎比叶短或等长，结果时伸长，总苞片草质，绿色，部分淡红色或紫红色，先端有或无小角，有白色珠丝状毛。

产地分布
全国大部分地区均有分布。

成熟周期
3月种植
6月开花
8月采收

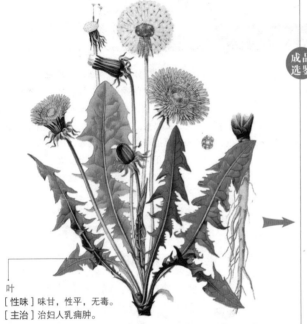

叶
[性味] 味甘，性平，无毒。
[主治] 治妇人乳痈肿。

成品选鉴

本品呈皱缩卷曲的团块。叶多皱缩破碎，绿褐色或暗灰色；花冠黄褐色或淡黄白色；有的可见多数具白色冠毛的长椭圆形瘦果。气微，味微苦。

主要药用部分
全草

◆实用妙方

· 乳痈红肿：蒲公英一两，忍冬藤二两，同捣烂，加水二碗，煎成一碗，饭前服。
· 急性乳腺炎：蒲公英二两，香附一两。每日一剂，煎服二次。

· 疔疮疔毒：取蒲公英捣烂外敷，同时另取蒲公英捣汁和酒煎服，取汗。

中药趣味文化

蒲公英治乳痈

西周时期，有个十六岁的姑娘患了乳痈。地母亲从未听说过姑娘会患乳痈，以为女儿做了什么见不得人的事。姑娘投河自尽，被一个蒲姓渔翁和其女儿小英救了起来，姑娘对他们说了投河的根由。第二天，小英按照父亲的指示，从山上挖了一种草，这草有翠绿的披针形叶子，顶端长着一个松散的白绒球。小英将其洗净后捣烂成泥，敷在姑娘的乳痈上，不久姑娘的病就痊愈了。后来，姑娘将这草带回家里栽种。为了纪念，便把这种野草称为蒲公英。

治疗下痢腹泻的首选

黄连

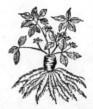

草部·山草类 | 清热燥湿药

又名：王连、支连。因为它的根像串珠一样相连且为黄色，所以得名黄连。一般生长在山地的向阳处，二、八月采其根入药，九节坚实、相击有声者质优。

【功效】清热燥湿，泻火解毒。

◆药用部分

黄连根

[修治] 雷敩说：黄连入药时须用布拭去肉毛，入浆水中浸泡两昼夜，滤出后放在柳木火上焙干。

[性味] 味苦，性寒，无毒。

徐之才说：与黄芩、龙骨、理石相使，恶菊花、玄参、白鲜皮、芫花、白僵蚕，畏款冬、牛膝，胜乌头，解巴豆毒。

[功能主治] 主热气，治目痛眦伤流泪，能明目。治腹痛下痢，妇人阴中肿痛。（出自《神农本草经》）

主五脏冷热，久下泄澼脓血。止消渴大惊，除水湿，利关节，调胃厚肠益胆，疗口疮。（出自《名医别录》）

治五劳七伤，能益气，止心腹痛、惊悸烦躁，润心肺，长肉止血，疗流行热病，止盗汗及疮疥。用猪肚蒸后做成丸，治小儿疳气，杀虫。（出自《日华子诸家本草》）

治体虚消瘦气急。（陈藏器）

治郁热在中，烦躁恶心，兀兀欲吐，心下痞满。（张元素）

主心病逆而盛，心积伏梁。（王好古）

除心窍恶血，解服药过量所致的烦闷及巴豆、轻粉毒。（李时珍）

【发明】李时珍说：黄连是治疗目疾、痢疾的要药。古方治疗痢疾：香连丸，用黄连、木香；姜连散，用干姜、黄连；变通丸，用黄连、吴茱萸；姜黄散，用黄连、生姜。治消渴，用酒蒸黄连。治伏暑，用酒煮黄连。治下血，用黄连、大蒜。治肝火，用黄连、吴茱萸。治口疮，用黄连、细辛。以上配伍使用，均是一寒一热，一阴一阳，寒因热用，热因寒用，君臣相佐，阴阳相济，最得制方之妙，所以有效又无偏胜之害。

◆医家名论

李时珍说：黄连，汉末李当之本草只取蜀地所产黄而肥大、坚实的为好。唐朝时以澧州产的为好。虽然吴、蜀均产黄连，但只以雅州、眉州所产的为好。黄连有两种：一种是根粗无毛有连珠，像鹰爪、鸡爪的形状而竖直，色深黄；另一种是无珠多毛而中空，淡黄色。二者各有所宜。

使用禁忌

凡病人血少气虚，脾胃薄弱，血不足，以致惊悸不眠，而兼烦热燥渴；产后不眠，血虚发热，泄泻腹痛；老人脾胃虚寒作泻等禁用。黄连恶菊花、芫花、玄参、白鲜皮。

◆ 形态特征

多年生草本。根茎黄色，常分枝，形如鸡爪。叶基生，叶片坚纸质，卵状三角形，顶端尖，羽状深裂，边缘有锐锯齿，表面沿脉被短柔毛。聚伞花序，花瓣线形或线状披针形，种子长椭圆形，褐色。

产地分布
分布于湖北、湖南、四川、陕西等地。

成熟周期
2月开花
4月结果
10月采收

成品选鉴

常弯曲，表面灰黄色或黄褐色，粗糙；质硬，断面不整齐，皮部橙红色或暗棕色，木部鲜黄色或橙黄色，呈放射状排列。气微，味极苦。

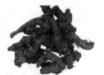

主要药用部分
根

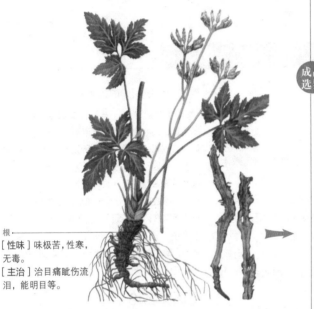

根
[性味] 味极苦，性寒，无毒。
[主治] 治目痛眦伤流泪，能明目等。

◆ 实用妙方

· 心经实热，用泻心汤：黄连七钱，加水一碗半，煎成一碗，饭后过一阵温服。小儿剂量酌减。

· 肝火为痛：黄连、姜汁炒后研末，用粥糊成梧桐子大的药丸，每次用白开水送服三十九。
左金丸：黄连六两，吴茱萸一两，一起炒后研末，用神曲打糊为丸，每次用白开水送服三四十九。

· 阳毒发狂，奔走不定：黄连、寒水石等分，研为末，每次用浓煎甘草汤送服三钱。
· 口舌生疮：用黄连煎酒，时时含漱。

中药趣味文化

黄连的由来

从前，有位姓陶的医生，医术高明，经常出诊。他家有个专种药草的帮工，请了一位叫黄连的帮工经管。一次，陶医生到外地给人治病未回来，他的女儿妹妹娃得了一种怪病，满身燥热，又吐又拉。很多医生都没有办法。帮工想起园子里有种绿色的小花，前几个月治好了自己的喉咙痛，就试着用它煎了一碗药给妹妹娃喝了。谁知喝了几次，病居然全好了。陶医生回来后非常感谢帮工，便用帮工的名字给这种药草命名为『黄连』。

天然有效的植物抗生素

黄芩

草部·山草类 | 清热燥湿药

又名：腐肠、空肠、内虚、妒妇、经芩、黄文、印头、苦督邮。质地坚实的名子芩、条芩、狐尾芩、鼠尾芩。宿芩是旧根，多中空，外黄内黑，所以又有腐肠、妒妇等名称。

【功效】清热燥湿，泻火解毒，止血安胎。

◆药用部分

黄芩根

[性味] 味苦，性平，无毒。

李时珍说：黄芩用酒拌炒，药效上行；与猪胆汁配伍使用，除肝胆之火；与柴胡配伍使用，退寒热；与芍药配伍使用，治下痢；与桑白皮配伍使用，泻肺火；与白术配伍使用，能安胎。

[功能主治] 治各种发热、黄疸、泻痢，能逐水，下血闭，治恶疮疽蚀火疡。（出自《神农本草经》）

治痰热、胃中热、小腹绞痛，消谷善饥，可利小肠。疗女子经闭崩漏，小儿腹痛。（出自《名医别录》）

治热毒骨蒸、寒热往来、肠胃不利，能破壅气，治五淋，令人宣畅。还可去关节烦闷，解热渴。（甄权）

凉心，治肺中湿热，泻肺火上逆，疗上部实热、目赤肿痛、瘀血壅盛、上部积血，补膀胱寒水，安胎，养阴退热。（张元素）

治风热湿热头疼，奔豚热痛，肺热咳嗽、肺痿、痰黄腥臭，各种失血证。（李时珍）

黄芩含有大量的黄酮类化合物，抗菌谱较广，对多种细菌都有抑制作用，被称为"中药中的抗生素"。

【发明】李时珍说：黄芩性寒味苦，苦入心，寒胜热，泻心火，治脾之湿热，一则肺金不受刑，二则胃火不侵犯肺，所以能救肺。肺虚者不宜，是因为苦寒伤脾胃，恐损其母脏。若因饮寒受寒致腹痛及水饮内停致心下悸、小便不利而脉不数的，这是里无热症，则黄芩不能用。若热厥腹痛，肺热而致小便不利，黄芩可以用。

李杲说：黄芩中空质轻的，主泻肺火，利气，消痰，除风热，清肌表之热；细实而坚的，主泻大肠火，养阴退热，补膀胱寒水，滋其化源。

◆医家名论

苏颂说：川蜀、河东、陕西近郡都有黄芩。它的苗长一尺多，茎干如筷子般粗，叶从地脚四面作丛生状，像紫草，高一尺多，也有独茎生长的。黄芩的叶细长，颜色青，两两对生，六月开紫花，根如知母般粗细，长四五寸，二月、八月采根晒干。

使用禁忌

脾肺虚热者忌之。中寒作泻，中寒腹痛，血虚腹痛，脾虚泄泻，肾虚溏泻，脾虚水肿，血枯经闭，气虚小水不利，肺受寒邪喘咳，及血虚胎不安，阴虚淋露等证都禁用。

◆形态特征

多年生草本，高 30 ～ 70 厘米。主根粗壮，呈圆锥形，棕褐色。茎四棱形，基部多分枝，有细条纹，绿色或常带紫色。单叶对生，全缘，有短柄，叶片披针形，上面无毛或微有毛，下面沿中脉被柔毛。花序顶生，花瓣唇形，蓝紫色或紫红色。果实近球形，黑褐色。

叶
[性味] 味苦，性平，无毒。
[主治] 治热毒骨蒸，寒热往来，肠胃不利。

根
[性味] 味苦，性平，无毒。
[主治] 治各种发热、黄疸、泻痢。

产地分布
主要产于甘肃省东南部、内蒙古、陕西、河北等地区。

成熟周期
3月长苗
6月开花
8月采收

成品选鉴

呈圆锥形，扭曲，表面棕黄色或深黄色，上部较粗糙，下部有顺纹和细皱。质硬而脆，易折断，断面黄色，中心红棕色。气微，味苦。

主要药用部分

根

◆实用妙方

·三补丸，治上焦积热，能泻五脏火: 黄芩、黄连、黄柏等分，研为末，蒸饼做丸如梧桐子大，每次服二三十丸，用白开水送下。

·肺中有火，用清金丸: 将片芩炒后研末，用水调和制成如梧桐子大的药丸，每次用白开水送服二三十丸。

·小儿惊啼: 黄芩、人参等分，研为末，每次用温水送服一剂。

·产后血渴，饮水不止: 用黄芩、麦门冬等分，水煎，不时温服。

酷夏必备的泻暑热良药

青蒿

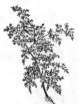

草部·隰草类 | **清虚热药**

又名：草蒿、方溃、菣（音qìn）、犰蒿、香蒿。嫩时可用醋腌成酸菜，味香美。四月、五月采摘，晒干入药用。茎叶烤干后可以做饮品。

【功效】清热解暑，除蒸，截疟。

◆药用部分

青蒿叶、茎、根

[性味] 味苦，性寒，无毒。

李时珍说：伏硫黄。

[功能主治] 主疥瘙痂痒恶疮，杀虱，治积热在骨节间，明目。（出自《神农本草经》）

治夏季持续高热，妇人血虚下陷导致出血，腹胀满，冷热久痢。秋冬用青蒿子，春夏用青蒿苗，都捣成汁服用。（陈藏器）

补中益气，轻身补劳，驻颜色，长毛发，令发黑亮不衰老，兼去开叉发，杀风毒。心痛热黄，将生青蒿捣成汁服，并把渣贴在痛处。（出自《日华子诸家本草》）

治疟疾寒热。（李时珍）

生捣敷金疮，大止血，生肉，止疼痛。（出自《新修本草》）

把生青蒿捣烂外敷金疮，可止血止痛。（苏恭）

清血中湿热，治黄疸及郁火不舒之证。（出自《医林纂要》）

把它烧成灰，隔纸淋汁，与石灰同煎，可治恶疮、息肉、黑瘢。（孟诜）

祛湿热，消痰。治痰火嘈杂眩晕。利小便，凉血，止大肠风热下血，退五

种劳热，发热怕冷。（出自《滇南本草》）

青蒿子

[性味] 味甘，性冷，无毒。

[功能主治] 明目开胃，炒用。治恶疮、疥癣、风疹，煎水洗患处。（出自《日华子诸家本草》）

治鬼气，把它碾成末，用酒送服方寸匕。（孟诜）

功效与叶相同。（李时珍）

【发明】苏颂说：青蒿治骨蒸热劳效果最好，古方中单用。

李时珍说：青蒿得春木少阳之气最早，所以它所主之症，都是少阳、厥阴血分的疾病。

◆医家名论

寇宗奭说：在春天，青蒿发芽最早，人们采它来做菜，根赤叶香。

李时珍说：青蒿二月生苗，茎粗如指而肥软，茎叶都是深青色。它的叶有点像茵陈，但叶面叶背都是青色。它的根白而硬。七八月开细小黄花，颇香。它结的果实大小像麻子，中间有细子。

使用禁忌

产后血虚，内寒作泻，及饮食停滞泄泻者，勿用。凡脾胃虚弱的人都不宜使用。

◆形态特征

　　一年生草本，高 30 ～ 150 厘米，有香气。茎直立，圆柱形，表面有细纵槽，上部有分枝。叶互生，质柔，两面平滑无毛，青绿色。花序头状，花冠管状，绿黄色。瘦果长圆形至椭圆形，微小，褐色。

叶
[性味] 味苦，性寒，无毒。
[主治] 杀虱，明目等。

根
[性味] 味苦，性寒，无毒。
[主治] 治积热在骨节间。

产地分布
全国各地均产。
成熟周期
7月开花
8月采收

成品选鉴

表面黄绿色或棕黄色，具纵棱线；质略硬，易折断，断面中部有髓。叶暗绿色或棕绿色，卷缩，两面被短毛。气香特异，味微苦。以色绿、叶多、香气浓者为佳。

主要药用部分

叶、茎

◆实用妙方

· 虚劳盗汗，烦热口干，用青蒿煎：青蒿一斤，取汁熬膏，加入人参末、麦门冬末各一两，熬至能捏成丸时，做成梧桐子大的丸子，每次饭后用米汤送服二十九。

· 积热眼涩，用青金散：采青蒿花或子，阴干为末，空腹服二钱，久服明目。

中药趣味文化

华佗三试青蒿

　　传说华佗发现一个黄痨病人因吃了青蒿而痊愈，就也采了一些给其他黄痨病人试服，却都没有效果。后来他听说那个病人吃的是三月里的青蒿。第二年春天，华佗就采了三月间的青蒿，给黄痨病人试验。又经过一次试验，华佗终于发现只有幼嫩的青蒿才可以入药治病，叶可以入药治病，并取名『茵陈』。他还编歌供后人借鉴：『三月茵陈四月蒿，传于后人切记牢。三月茵陈治黄痨，四月青蒿当柴烧。』

排毒养颜的女性美容佳品

紫草

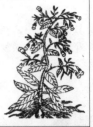

草部·山草类　　清热凉血药

又名：紫丹、紫芙、茈莀、地血、鸦衔草。因为它的花和根都是紫色的，还可以做紫色的染料，所以叫紫草。《尔雅》里写作"茈草"。

【功效】清热凉血，解毒透疹。

◆药用部分

紫草根

[修治] 每一斤紫草用蜡三两溶水中，拌好后蒸，待水干后，将其头和两旁的髭去掉，切细备用。

[性味] 味苦，性寒，无毒。

李时珍说：味甘、咸，性寒。入手足厥阴经。

[功能主治] 主心腹邪气，五疸，能补中益气，利九窍。（出自《神农本草经》）

通水道，疗腹肿胀满痛。用来合膏，疗小儿疮。（出自《名医别录》）

治恶疮、癣。（甄权）

治斑疹痘毒，能活血凉血，利大肠。（李时珍）

补心，缓肝，散瘀，活血。（出自《医林纂要》）

治伤寒时疾，发疮疹不出者，以此做药使其发出。（出自《本草图经》）

治便秘，尿血。（出自《吉林中草药》）

治汤火伤，皮炎，湿疹，尿路感染。（出自《陕西中草药》）

【发明】李时珍说：紫草味甘、咸而性寒，入心包络及肝经血分。它擅长凉血活血，利大小肠。所以痘疹欲出但没出，血热毒盛，大便闭涩，适宜使用。痘疹已出而色紫黑，便秘的，也可以用。如果痘疹已出而色红活，以及色白内陷，大便通畅的，忌用。

◆医家名论

苏恭说：到处都有紫草，也有人种植。它的苗像兰香，茎赤节青，二月份开紫白色的花，结的果实为白色，秋季成熟。

李时珍说：种紫草，三月份下种子，九月份子熟的时候割草，春、秋季采根阴干。它的根头有白色茸毛。没有开花时采根，则根色鲜明；花开过后采，根色暗恶。采的时候用石头将它压扁晒干。收割的时候忌人尿以及驴马粪和烟气，否则会使草变黄。

《新修本草》载：紫草到处都有。苗像兰香，茎赤红色，节青色，花紫白色而实白。

《本草图经》载：紫草今处处有之。现在医家多用它来治伤寒时疾，发疮疹不出者，以此做药使其发出。韦宙的《独行方》中用它治豌豆疮，煮紫草汤饮，后人相承用之，其效尤速。

使用禁忌

气虚脾胃弱、泄泻不思食、小便清利、大便滑泄者，都须慎服。

◆形态特征

　　今药用新疆紫草为多年生草本，高 15 ～ 35 厘米。根粗大，肥厚，圆锥形，略弯曲，全株密被白色粗硬毛。单叶互生，叶片长圆状披针形至卵状披针形，两面均被糙伏毛。聚伞花序总状，顶生，花冠紫色。小坚果卵形，淡黄褐色。

<table>
<tr><td colspan="1">产地分布</td></tr>
</table>

广泛分布于岭南、华南、华中和西南地区。

成熟周期
6~8月开花
8~9月结果

成品选鉴

表面紫红色或紫褐色，皮部疏松易剥落。体软，质松软，易折断，断面黄色或黄白色。气特异，味苦涩。以条粗长、肥大、色紫、皮厚、木心小者为佳。

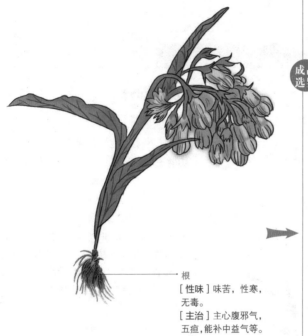

根
[性味] 味苦，性寒，无毒。
[主治] 主心腹邪气，五疸，能补中益气等。

主要药用部分

根

◆实用妙方

·婴童疹痘，将出未出、色赤便闭者可用本方，如痘已出而大便利者则忌用：紫草二两，锉碎，用百沸汤一碗浸泡，盖严勿使漏气。等汤温后，服半合。煎服也可，但大便通畅的不能用。

·恶虫咬伤：用紫草煎油涂抹。

摆脱久"痔"不愈的痛苦

马兰

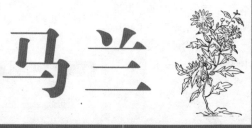

又名：紫菊、马兰菊。这种草的花像菊而为紫色，故名紫菊；叶子像兰但比兰大，俗称大的东西为马，所以得名马兰。生长在水泽旁，嫩茎叶可作蔬菜食用。

草部·芳草类　　清热凉血药

【功效】凉血清热，利湿解毒，止血破瘀。

◆形态特征

在二月生苗，赤茎白根，叶长，边缘有刻齿状，没有香味。马兰到夏天高二三尺，开淡紫色花，花凋谢后有细子。

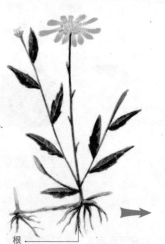

根

[性味] 味辛，性平，无毒。
[主治] 破瘀血，养新血，止鼻衄、吐血等。

◆药用部分

马兰根、叶

[性味] 味辛，性平，无毒。

[功能主治] 破瘀血，养新血，止鼻出血、吐血，愈金疮，止血痢，解饮酒过多引起的黄疸及各种菌毒、蛊毒。生捣外敷，治蛇咬伤。（出自《日华子诸家本草》）

【发明】李时珍说：用它来治疗痔漏，据说有效。春夏季用新鲜马兰，秋冬季节用干品，不加盐醋，用白水煮来吃，并连汁一起饮用。同时用马兰煎水，放少许盐，天天熏洗患处。

成品选鉴

表面黄绿色，有细纵纹，质脆，易折断，叶片皱缩卷曲，花淡紫色或已结果。瘦果倒卵状长圆形、扁平。气微，味淡微涩。

主要药用部分

根、叶

◆实用妙方

·各种疟疾，寒热往来：用马兰捣汁，加水少许，在发病日早晨服用。药中也可以加少许糖。

·绞肠痧痛：用马兰根、叶在口中细嚼，将汁咽下，可止痛。

·外伤出血：用马兰同旱莲草、松香、皂子叶共研细，搽伤口。冬季没有皂子叶，可用树皮代替。

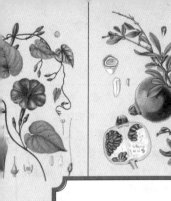
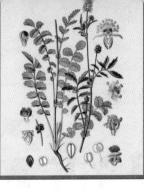
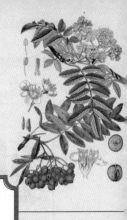
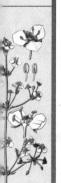
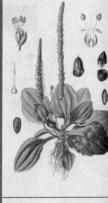

第四章

祛风湿、化湿、利水渗湿药

●祛风湿药指以祛除风寒湿邪、治疗风湿痹证为主要作用的中药。多属苦温辛散，所以有祛风散寒除湿的功效，主要用于关节疼痛、肌肉麻木等风寒痹证。使用时，要根据痹证的类型、邪犯的部位、病程的新久等，选择药物并做适当的配伍。祛风湿药根据药性和功效的不同，分为祛风寒湿药、祛风湿热药和祛风湿强筋骨药三类。

●化湿药以化湿运脾为主要作用，常用治湿阻中焦证。

●利水渗湿药常用以治疗水湿内停病证。

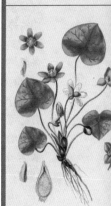
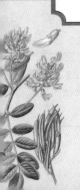
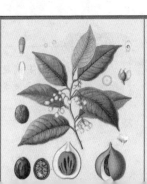
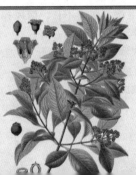
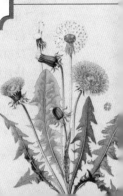

轻松治好颈椎病

独活

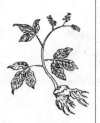

又名：羌活、羌青、独摇草、护羌使者、胡王使者、长生草。因为这种草一茎直上，不随风摇动，所以叫独活。以羌中所产的较好，所以有羌活、胡王使者等名称。

草部·山草类 | **祛风寒湿药**

【功效】疏风解毒，活血祛瘀，止痛。

◆药用部分

独活根

[修治] 李时珍说：去皮或焙干备用。

[性味] 味苦、甘，性平，无毒。

张元素说：独活性微温，味甘、苦、辛，气味俱薄，浮而升，属阳，是足少阴行经气分之药。羌活性温，辛、苦，气味俱薄，浮而升，也属阳，是手足太阳行经风药，也入足厥阴、少阴经气分。

[功能主治] 主风寒所击，金疮止痛，奔豚气、惊痫，女子疝瘕。久服轻身耐老。（出自《神农本草经》）

疗各种贼风，全身关节风痛，新久者都可。（出自《名医别录》）

治各种中风湿冷，奔喘逆气，皮肤苦痒，手足挛痛劳损，风毒齿痛。（甄权）

治一切风症，筋骨拘挛，骨节酸疼，头旋目赤疼痛，五劳七伤。利五脏及伏水气。（出自《日华子诸家本草》）

治风寒湿痹，酸痛不仁，诸风掉眩，颈项难伸。（李杲）

祛肾间风邪，搜肝风，泻肝气，治项强及腰脊疼痛。（王好古）

散痈疽败血。（张元素）

宣通气道，散肾经伏风，治颈项难舒，臀腿疼痛，两足痿痹，不能动移。（出自《药品化义》）

【发明】李时珍说：独活能祛风湿，利关节，但二者气味有浓淡的差别。《素问》中说，从下而上者，引而去之。羌活、独活两药味苦、辛而温，为阴中之阳药，所以能引气上升，通达周身而散风胜湿。

◆医家名论

苏颂说：独活以产自蜀汉的为好。它们春天生苗叶如青麻；六月开花成丛，有黄有紫。结实时叶黄的，是夹石上所生；叶青的，是土脉中所生。《神农本草经》上说二者属同一类，现在的人以紫色而节密的为羌活，黄色而成块的是独活。陶隐居说：大抵此物有两种，产自西蜀的，黄色，香如蜜；产自陇西的，紫色，秦陇人叫作山前独活。

按王砅所说，羌活须用紫色有蚕头鞭节的。独活是极大羌活有白如鬼眼的。

使用禁忌

气血虚而遍身痛及阴虚下体痿弱者禁用。一切虚风类病证，都不宜使用独活。

◆形态特征

多年生高大草本。根圆锥形，棕褐色，有香气。茎中空，带紫色，光滑或稍有浅纵沟纹。叶宽卵形，另有茎生叶呈卵圆形至长椭圆形，边缘有不整齐的尖锯齿或重锯齿。花序顶生和侧生，复伞形，花白色，花瓣倒卵形。果实椭圆形。

产地分布
主要分布在安徽、浙江、四川、湖北等地。
成熟周期
4月长苗
7月开花
10月结果

成品选鉴

表面粗糙，灰棕色，具不规则纵皱纹及横裂纹；质坚硬，断面灰黄白色。香气特异，味苦、辛，微麻舌，以条粗壮、油润、香气浓者为佳。

主要药用部分

根

根
[性味] 味苦、甘，性平，无毒。
[主治] 主风寒所击，金疮止痛等。

◆实用妙方

·**中风口噤，通风发冷，不知人事**：独活四两，加好酒一升，煎至半升饮服。

·**中风失语**：独活一两，加酒二升，煎至一升。另用大豆五合，炒至爆裂，以药酒热投，盖好。过一段时间，温服三合，不愈可再服。

·**热风瘫痪**：羌活二斤，构子一斤，共研为末，每次用酒送服方寸匕，一日三次。

中药趣味文化

独活的境界

独活为什么叫这么乖僻的名字，有人说它：『一茎直上，得风不摇曳，无风偏自动』，露出渗透到骨子里的傲然，祖先们便油然生出一股爱意，将其定名为独活。

意思明摆着，只配它自个儿活着。从这个解释看来，独活作为卑微的草，是真正超凡脱俗、特立独行的。身处自然界，而不受其左右和摆布，甚至执意反其道而行之。独活的这种不慕荣华富贵，不屑功名利禄，超然了无牵挂的境界会给我们一些启示吧。

健脾消食的调味佳品

豆蔻

草部·芳草类 | 化湿药

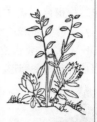

又名：草豆蔻、漏蔻、草果。草豆蔻是相对肉豆蔻而命名，作为果品味道不好，前人就将其编入草部。《金光明经》三十二品香药中称豆蔻为苏泣迷罗。

【功效】温中燥湿，行气健脾，温胃止呕。

◆药用部分

豆蔻仁

[性味] 味辛、涩，性温，无毒。

[功能主治] 能温中，治疗心腹痛，止呕吐，除口臭。（出自《名医别录》）

下气，止霍乱，主一切冷气，消酒毒。（出自《开宝本草》）

能调中补胃，健脾消食，祛寒，治心、胃疼痛。（李杲）

治疗瘴疠寒疟，伤暑吐下泄痢，噎膈反胃，痞满吐酸，痰饮积聚，妇人恶阻带下，除寒燥湿，开郁破气，杀鱼肉毒。制丹砂。（李时珍）

散滞气，消膈上痰。（朱震亨）

益脾胃、祛寒，又治客寒心胃痛。（出自《珍珠囊》）

补脾胃，磨积滞，调散冷气甚速，虚弱不能饮食者最宜，兼解酒毒。（出自《本草原始》）

豆蔻花

[性味] 味辛，性热，无毒。

[功能主治] 主降气，止呕逆，除霍乱，调中焦，补胃气，消酒毒。（出自《日华子诸家本草》）

【发明】李时珍说：豆蔻治病，取其辛热浮散，能入太阴、阳明经，有除寒燥湿，开郁消食的作用。南方多潮湿、雾瘴，饮食多酸咸，脾胃易患寒湿郁滞之病，所以食物中必用豆蔻。这与当地的气候相适应。但过多食用也会助脾热，伤肺气及损目。也有人说：豆蔻与知母同用，治瘴疟寒热，取一阴一阳无偏胜之害。那是因为草果治太阴独胜之寒，知母治阳明独胜之火。

◆医家名论

《名医别录》载：豆蔻生长在南海。

李时珍说：草豆蔻、草果虽是一物，但略有不同，今建宁所产豆蔻，大小如龙眼而形状稍长，皮为黄白色，薄而棱尖。其仁大小如缩砂仁而辛香气和。滇、广所产草果，大小如诃子，皮黑厚而棱密。其子粗而辛臭，很像斑蝥的气味，当地人常用来做茶及作为食物佐料。广东人将生草蔻放入梅汁中，用盐渍让其泛红，然后在烈日下晒干，放入酒中，名红盐草果。南方还有一种火杨梅，有人用它来伪充草豆蔻。它的形态圆而粗，气味辛猛而不温和，人们也经常使用。也有人说那即山姜实，不可不辨。

使用禁忌

阴虚内热，或胃火偏盛，口干口渴，大便燥结者忌食；干燥综合征及糖尿病患者忌食。

◆形态特征

多年生草本，株高 1.5 ~ 3.0 米。叶片狭椭圆形或线状披针形。花序顶生，直立，花冠白色，边缘有缺刻，前部有红色或红黑色条纹，后部有淡紫红色斑点。蒴果近圆形，外被粗毛，熟时黄色。

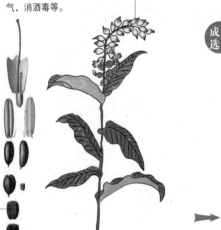

花
[性味] 味辛，性热，无毒。
[主治] 主降气，止呕逆，补胃气，消酒毒等。

仁
[性味] 味辛、涩，性温，无毒。
[主治] 能温中，治疗心腹痛，止呕吐，除口臭等。

产地分布
主要分布于广东、广西，部分产于云南。

成熟周期
5月开花 7月结果

成品选鉴

果实椭圆形，表面灰棕色或黄棕色，内有黄白色隔膜分隔。质硬，断面乳白色。气芳香，味辛辣。以个大、饱满、质结实、气味浓者为佳。

主要药用部分

果实

◆实用妙方

· 心腹胀满，短气：用草豆蔻一两，去皮研为末，用木瓜生姜汤调服半钱。

· 胃弱呕逆不食：用草豆蔻仁二枚、高良姜半两，加水一盏，煮取汁，再加生姜汁半合，与白面调和后做成面片，在羊肉汤中煮熟，空腹食用。

· 虚疟自汗不止：用草果一枚，面裹煨熟后，连面同研细，加平胃散二钱，水煎服。

中药趣味文化

豆蔻的文学象征

我国古诗文中，常用豆蔻来比喻少女。姜夔在《扬州慢》中说：「纵豆蔻词工，青楼梦好，难赋深情。」杜牧有《赠别》一诗，云：「娉娉袅袅十三余，豆蔻梢头二月初。春风十里扬州路，卷上珠帘总不如。」此诗作于杜牧落魄扬州之时，当时他郁郁不得志，百无聊赖，写下此诗赠给一位歌伎。诗中的「十三余」指出这个歌伎是十三四岁的少女，一如豆蔻的含苞待放，这个比喻十分生动。

筋骨无力，从此远离

苍术

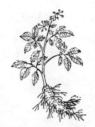

草部·山草类　　化湿药

又名：赤术、山精、仙术、山蓟。《异术》中说术是山之精，服后可长寿延年，所以有山精、仙术的名字。术有赤、白两种，主治相似，但性味、止汗、发汗不同。

【功效】健脾益气，燥湿利水，祛风散寒。

◆药用部分

苍术根

[修治]《日华子诸家本草》载：术须用米泔水浸泡一夜，才能入药。

寇宗奭说：苍术辛烈，必须用米泔水浸洗，再换米泔水泡两天，去掉粗皮入药用。

李时珍说：苍术性燥，所以用糯米泔水浸泡去油，切片焙干用。也有人用芝麻炒过，以此来制约它的燥性。

[性味]味苦，性温，无毒。

李时珍说：白术味甘微苦，性温和缓；赤术味甘而辛烈，性温燥烈，可升可降，属阴中阳药，入足太阴、阳明、手太阴、阳明、太阳经。禁忌同白术。

[功能主治]治风寒湿痹，死肌痉疸。久服可轻身延年。（出自《神农本草经》）

主头痛，能消痰涎，除皮间风水结肿，除心下痞满及霍乱吐泻不止，能明胃助消化。（出自《名医别录》）

治麻风顽痹、心腹胀痛、水肿胀满，能除寒热，止呕逆下泄冷痢。（甄权）

疗筋骨无力，痃癖块，山岚瘴气温疾。（出自《日华子诸家本草》）

明目，暖肾脏。（刘完素）

除湿发汗，健胃安脾，为治痿证要药。（李杲）

散风益气，解各种郁证。（朱震亨）

治湿痰留饮，脾湿下流，浊沥带下，滑泻及肠风便溏。（李时珍）

苍术苗

[功能主治]作茶饮很香，能去水，也能止自汗。（陶弘景）

【发明】张元素说：苍术与白术的主治相同，但苍术比白术气重而体沉。如果除上湿发汗，功效最大；如补中焦，除脾胃湿，药效不如白术。

◆医家名论

李时珍说：苍术也就是山蓟，各处山中都有生长。苗高二三尺，叶抱茎生长，枝梢间的叶似棠梨叶，离地面近的叶，有三五个叉，都有锯齿样的小刺，根像老姜色苍黑，肉白有油脂。

使用禁忌

阴虚内热者忌用。

◆ 形态特征

多年生草本，高30～80厘米。根茎粗大不整齐。茎单一，圆有纵棱，上部稍有分枝。叶互生，革质，上面深绿，下面稍带白粉状。头状花序顶生，花冠管状，白色，有时稍带红紫色。瘦果长圆形，被棕黄色柔毛。

产地分布
主要分布在南方地区，其中广西、湖南、福建等地的产量最高。

成熟周期
7月开花 10月结果

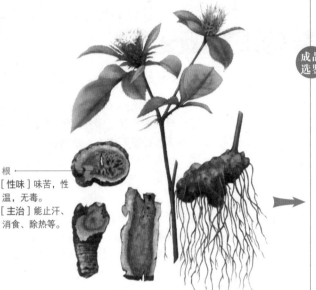

[根]
[性味] 味苦，性温，无毒。
[主治] 能止汗、消食、除热等。

成品选鉴

表面灰棕色，有皱纹、横曲纹。质坚实，断面黄白色或灰白色，散有多数橙黄色或棕红色油室。气香特异，味微甘、辛、苦。

主要药用部分

根、茎

◆ 实用妙方

· 交感丹，补虚损，固精气，乌须发，久服可治不孕症：茅山苍术刮净一斤，分成四份，用酒、醋、米泔水、盐汤各浸七日，晒干研末，川椒红、小茴香各四两，炒后研末，陈米糊调和做成如梧桐子大的丸子，每次空腹用温酒送服四十九。

· 脾湿水泻，困弱无力，水谷不化，腹痛严重的：苍术二两、芍药一两、黄芩半两、淡桂二钱，混合后，每取一两，加水一盏半，煎取一盏，温服。如脉弦，头微痛，则减去芍药，加防风二两。

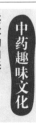

中药趣味文化

苍术的由来

相传茅山观音庵有个老尼姑，医术高明，却贪财吝啬。凡来看病的，若是没有钱就绝不救治。一次，一个患了吐泻重症的穷人来求医，可是老尼姑赶了出去。庵里有个小尼姑，不满老尼姑的行为，就偷偷用一把药草医好了那个穷人。后来，小尼姑离开了观音庵，继续用这种药草给人治病，她发现这种草药有点像白术，不过根苍黑，便将其唤作『苍术』。开白花，

利五脏、通小便的盘中美味

苜蓿

菜部·柔滑类　　利水渗湿药

又名：木粟、光风草，原出自古时候的大宛，在今天的乌兹别克斯坦境内。西汉时，张骞出使西域带回了很多的动、植物，苜蓿就是其中之一。

【功效】清脾胃，利大、小肠，下膀胱结石。

◆药用部分

苜蓿全株

[性味] 味苦、涩，性平，无毒。

孟诜说：性凉，少吃为好。多吃会令冷气入筋中，使人瘦。

李廷飞说：苜蓿不可与蜜同吃，否则会使人腹泻。

[功能主治] 安中利人，可以长期食用。（出自《名医别录》）

利五脏，轻身健体，祛脾胃间邪热，通小肠诸恶热毒，煮和酱食，也可煮成羹吃。（孟诜）

利大、小肠。（寇宗奭）

把苜蓿晒干食用，对人有益。（苏颂）

祛腹藏邪气，脾胃间热气，通小肠。（出自《日华子诸家本草》）

利大、小肠。（出自《本草衍义》）

苜蓿根

[性味] 性寒，无毒。

[功能主治] 治疗热病烦闷，眼睛发黄，小便黄，酒疸，取苜蓿根捣汁服一升，让人呕吐后即愈。（苏恭）

捣取汁煎服，治疗砂石淋痛。（李时珍）

◆医家名论

李时珍说：《西京杂记》上说，苜蓿原出自大宛，汉使张骞出使西域才将其带回。各处田野都有，陕西、甘肃一带的人也有栽种。苜蓿每年自生自发。割它的苗可作蔬菜食用，一年可割三次。苜蓿二月生新苗，一棵有数十茎，茎很像灰藋。一个枝丫上有三片叶子，叶子像决明叶，但小如手指尖，有像碧玉一样的绿色。入夏后到秋天，苜蓿开黄色的小花。它结的荚为圆扁形，周围有刺，结的荚非常多，老了则为黑色。荚内有米，可以做饭，也可以用来酿酒。

◆苜蓿的历史

西汉时，张骞两次出使西域，加强了汉朝同西域之间的经济文化交流，也带回了很多植物品种。苜蓿就是在这个时候传入汉朝的。陶弘景的《名医别录》中记载，苜蓿又叫金花菜，属豆科植物。各地有野生，亦有栽培。苏州等地将其嫩苗腌作菜蔬。

使用禁忌

尿路结石、大便溏薄者慎食。

◆形态特征

主根长，多分枝。茎通常直立，近无毛。复叶有3小叶，小叶倒卵形或倒披针形，顶端圆，中肋稍凸出，上半部叶有锯齿，基部狭楔形；托叶狭披针形，全缘。总状花序腋生，花紫色。荚果螺旋形，无刺。

产地分布
主要产区在西北、华北、东北、江淮流域。
成熟周期
3月长苗 6月开花

成品选鉴

茎光滑，多分枝，小叶片倒卵形，花冠紫色。荚果螺旋形，稍有毛，黑褐色，不开裂，种子黄褐色。

全株
[性味] 味苦、涩，性平，无毒。
[主治] 安中利人等，可以长期食用。

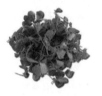

主要药用部分
茎、叶、花

◆实用妙方

·治膀胱结石：鲜南苜蓿三至五两，捣汁服。

·治浮肿：苜蓿叶五钱（研末），豆腐一块，猪油三两。炖熟一次服下，连续服用。

中药趣味文化

苜蓿芽，健康的美味

苜蓿芽是一种低热量且营养丰富的天然碱性食物，可帮助食用者中和体内血液的酸性。而且还含有很少的糖类，是一种高纤维、低热量的极佳减肥食物。但是不能将苜蓿芽当成减肥过程中三餐的主食，这会破坏饮食的均衡。经常食用苜蓿芽，能缓解身体疲劳、便秘、指甲脆弱等症状。首蓿芽可以生吃或做三明治，日本人则把它和海苔一起做成首蓿芽寿司，也是不可多得的美味。

高营养价值的谷物

薏苡

谷部·稷粟类　利水渗湿药

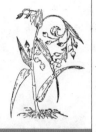

又名：解蠡、芑实、薏珠子。薏苡仁是我国传统的食品资源之一，可做成粥、饭和各种面食，还具有一定的抑菌、抗病毒功效。

【功效】健脾利湿，清热排脓。

◆药用部分

薏苡仁

[修治]雷敩说：使用时，每一两薏苡仁加糯米一两，同炒熟，去糯米用。也有的用盐汤煮过用。

[性味]味甘，性微寒，无毒。

[功能主治]主筋急拘挛、不能屈伸、风湿久痹，可降气。（出自《神农本草经》）

除筋骨麻木，利肠胃，消水肿，使人开胃。（出自《名医别录》）

煮饭或做面食，可充饥。将它煮粥喝，能解渴，杀蛔虫。（陈藏器）

治肺痿、肺气，消脓血，止咳嗽流涕、气喘。将它煎服，能解毒肿。（甄权）

可治干湿脚气，大验。（孟诜）

健脾益胃，补肺清热，祛风胜湿。做饭食，治冷气。煎饮，利小便热淋。（李时珍）

薏苡根

[性味]味甘，性微寒，无毒。

[功能主治]除肠虫。（出自《神农本草经》）

煮汁糜服，很香，驱蛔虫。（陶弘景）

煮服，可堕胎。（陈藏器）

治疗心急腹胀、胸胁痛，将薏苡根锉破后煮成浓汁服下三升即可。（苏颂）

捣汁和酒服用，能治黄疸。（李时珍）

薏苡叶

[功能主治]煎水饮，味道清香，益中空膈。（苏颂）

暑天煎服，能暖胃益气血。初生小儿用薏苡叶来洗浴，无病。（李时珍）

【发明】李时珍说：薏苡仁属土，为阳明经的药物，所以能健脾益胃。虚则补其母，所以肺痿、肺痈用之。筋骨之病，以治阳明为本，所以拘挛急风痹者用之。土能胜水除湿，所以泻痢水肿用它。

◆医家名论

李时珍说：薏苡二三月老根生苗，叶子像初生的芭茅。五六月抽出茎秆，开花结实。薏苡有两种。一种黏牙，实尖而壳薄，是薏苡。其米白色像糯米，可以用来煮粥、做饭及磨成面食用，也可以和米一起酿酒。另一种实圆壳厚而坚硬的，是菩提子。其很少，但可以将它穿成念经的佛珠。它们的根都是白色，大小如汤匙柄，根须相互交结，味甜。

使用禁忌

薏苡仁会使身体虚冷，虚寒体质的人不适宜长期食用，孕妇和经期女性应该避免食用。另外汗少、便秘者不宜食用。

◆ 形态特征

　　茎直立粗壮，节间中空，基部节上生根。叶鞘光滑，与叶片间具白色薄膜状的叶舌，叶片长披针形，先端渐尖，基部鞘状包茎，中脉明显。颖果成熟时，外面的总苞坚硬，呈椭圆形。种皮红色或淡黄色，种仁卵形。

产地分布
分布广泛，主要集中在福建、辽宁、河北等地。
成熟周期
4月播种 7月开花 10月结果

叶
[主治]煎水饮，味道清香，益中空膈等。

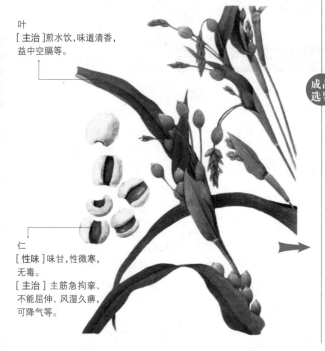

仁
[性味]味甘，性微寒，无毒。
[主治]主筋急拘挛、不能屈伸、风湿久痹，可降气等。

成品选鉴

种仁宽卵形或长椭圆形，表面乳白色，味微甜。以粒大充实、色白、无皮碎者为佳。

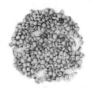

主要药用部分

果实

◆ 实用妙方

· 风湿身疼，用麻黄杏仁薏苡仁汤：麻黄三两，杏仁十枚，甘草、薏苡仁各一两，加水四升，煮成二升，分两次服。

· 水肿喘急：郁李仁三两，研细，以水滤汁，煮薏苡仁饭，一日吃两次。

· 肺痿咳吐脓血：薏苡仁十两，捣破，加水三升煎成一升，加酒少许服下。

中药趣味文化

成语「薏苡明珠」

　　成语「薏苡明珠」，指无端受人诽谤而蒙冤。它来源于一段历史故事：东汉名将马援（伏波将军）领兵到南疆打仗，军中士卒病者甚多。当地民间多用薏苡治瘴，马援用此法后，果然疗效显著。平定南疆凯旋时，他带回几车薏苡药种。谁知马援死后，朝中有人诬告他带回来的几车薏苡药种是搜刮来的大量明珠。这一事件，朝野都认为这是一宗冤案，朝野都认为它说是『薏苡明珠』。白居易也曾写有『薏苡谗忧马伏波』的诗句。

59

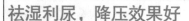

祛湿利尿，降压效果好

冬瓜

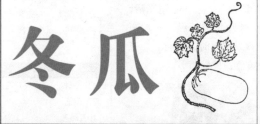

菜部·蓏菜类　利水渗湿药

又名：白瓜、水芝、地芝。一般在秋季采摘，冬瓜经秋霜后，外皮上会有一层白粉状的物质，好像是冬季的霜一样，所以叫冬瓜。它的子是白色的，所以又叫白瓜。

【功效】清热解毒，利水消痰、除烦止渴，祛湿解暑。

◆药用部分

白冬瓜

[性味] 味甘，性微寒，无毒。

[功能主治] 小腹水胀，利小便，止渴。（出自《名医别录》）

搗汁服，止消渴烦闷，解毒。（陶弘景）

主三消渴疾，解积热，利大、小肠。（出自《本草图经》）

益气耐老，除心胸胀满，去头面热。（孟诜）

消热毒痈肿。将冬瓜切成片，用来摩擦痱子，效果很好。（出自《日华子诸家本草》）

利大、小肠，压丹石毒。（苏颂）

患发背及一切痈疽，削一大块置疮上，热则易之，分散热毒气。（出自《本草衍义》）

治痰吼、气喘，姜汤下。又解远方瘴气，又治小儿惊风。润肺消热痰，止咳嗽，利小便。（出自《滇南本草》）

瓜练（瓜瓤）

[性味] 味甘，性平，无毒。

[功能主治] 绞汁服，止烦躁热渴，利小肠，治五淋，压丹石毒（甄权）。

用瓜练洗面沐浴，可祛黑斑，令人肌肤悦泽白皙。（李时珍）

白瓜子

[性味] 味甘，性平，无毒。

[功能主治] 除烦闷不乐。可用来做面脂。（出自《名医别录》）

治肠痈。（李时珍）

益气。（出自《神农本草经》）

去皮肤风剥黑䵟，润肌肤。（出自《日华子诸家本草》）

能润肺化痰，兼益胃气。（陈念祖）

【发明】孟诜说：冬瓜热食味佳，冷食会使人消瘦。煮食养五脏，因为它能下气。

寇宗奭说：凡是患有发背及一切痈疽的人，可以削一大块冬瓜贴在疮上，瓜热时即换，分散热毒气的效果好。

◆医家名论

李时珍说：冬瓜三月生苗引蔓，大叶圆而有尖，茎叶都有刺毛。六七月开黄色的花，结的瓜大的直径有一尺，长三四尺。瓜嫩时绿色有毛，老熟后则为苍色，皮坚厚有粉，瓜肉肥白。瓜瓤叫作瓜练，白虚如絮，可用来洗衣服。子叫瓜犀，在瓜囊中排列生长。霜后采收冬瓜，瓜肉可煮来吃，也可加蜜制成果脯。子仁也可以食用。凡收瓜忌酒、漆、麝香及糯米，否则必烂。

使用禁忌

因营养不良而致虚肿慎用。

◆形态特征

一年生蔓生或架生草本，全株被黄褐色硬毛及长柔毛。叶片肾状近圆形。花单性，雌雄同株，花冠黄色。瓠果大型，肉质，长圆柱状或近球形，表面有硬毛和蜡质白粉。种子多数，卵形，白色或淡黄色。

产地分布
各地区均有种植。

成熟周期
4月长苗
7月开花
10月结果

成品选鉴

外层果皮为不规则碎片，外表面灰绿色或黄白色，有的被有白霜，内表面较粗糙。体轻，质脆。无臭，味淡。

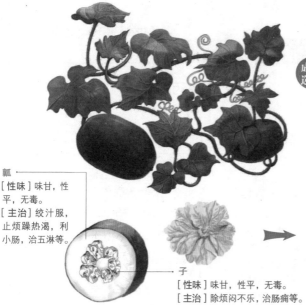

瓤
[性味] 味甘，性平，无毒。
[主治] 绞汁服，止烦躁热渴，利小肠，治五淋等。

子
[性味] 味甘，性平，无毒。
[主治] 除烦闷不乐，治肠痈等。

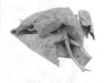

主要药用部分

果实

◆实用妙方

· 治消渴不止：冬瓜一枚，黄土泥厚裹五寸，煨令烂熟，去土绞汁服之。

· 治夏月生痱子：冬瓜切片，捣烂涂之。

· 治食鱼中毒：饮冬瓜汁。
· 痔疮肿痛：用冬瓜煎汤洗。

中药趣味文化

是东瓜还是冬瓜

传说神农培育了"四方瓜"，即东瓜、南瓜、西瓜、北瓜，令它们各奔所封之地安居落户。结果南、西、北瓜各自都到了受封的地方去了，唯有东瓜不服从分配。神农只好让它换个地方，西方它嫌沙多，北方它怕冷，南方它惧热，最后还是去了东方。神农看到东瓜回心转意了，便高兴地说："东瓜，东瓜，东方为家"。东瓜立即答道："是东瓜不是东瓜，处处都是我的家。"神农说："冬天无瓜，你喜欢就叫冬瓜。"

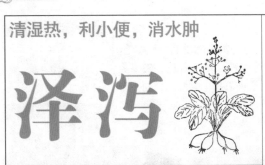

清湿热，利小便，消水肿

泽泻

草部·水草类　　利水渗湿药

又名：水泻、鹄泻、及泻、芒芋、禹孙。除去水患叫泻，如泽水之泻。因禹能治水，所以称泽泻为禹孙。多生长在浅水中，以其根入药，汉中产的最佳。

【功效】利小便，清湿热。

◆形态特征

呈水叶条形或披针形，挺水叶宽披针形、椭圆形至卵形。花丛自叶丛中生出，白色。

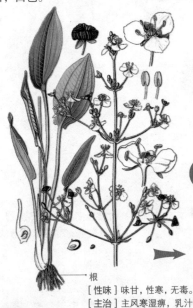

—根
[性味]味甘，性寒，无毒。
[主治]主风寒湿痹，乳汁不通，能养五脏，益气力等。

◆实用妙方

·水湿肿胀：白术、泽泻各一两，研为末或者做成丸子，每次用茯苓汤送服三钱。

◆药用部分

泽泻根

[性味]味甘，性寒，无毒。

[功能主治]主风寒湿痹，乳汁不通，能养五脏，益气力，使人肥健，可消水。（出自《神农本草经》）

去脬中留垢，治心下水痞。（李杲）

渗湿热，行痰饮，止呕吐泻痢，疝痛脚气。（李时珍）

【发明】张元素说：泽泻是除湿的圣药，入肾经，治小便淋沥，祛阴部潮湿。无此疾服之，令人目盲。

成品选鉴

表面黄白色或淡黄棕色，质坚实，断面黄白色，有多数细孔。气微，味微苦。以块大、黄白色、光滑、质充实、粉性足者为佳。

主要药用部分

根

·暑天吐泻，头晕、口渴，小便不利：用泽泻、白术、白茯苓各三钱，加水一盏、姜五片、灯心草十根，煎至八分，温服。

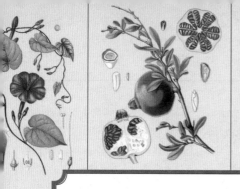
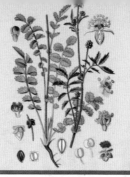
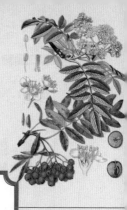
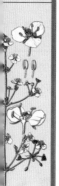
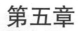
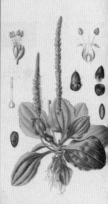

第五章

温里、理气、开窍、安神药

●温里药指能温里祛寒，用以治疗里寒症候的药物，又称祛寒药。药性偏温热，代表药物有胡椒、干姜、茴香。

●理气药主要用于治疗由气滞引起的胸腹疼痛等症候，又称行气药。多味辛、苦，性温，气味芳香，代表药物有莎草、枳。

●开窍药是以通关开窍、苏醒神志为主要作用的一类中药。多属辛香，常用开窍药物有苏合香等。

●安神药指以镇静安神为主要功效的药物，分为重镇安神和养心安神两类。常用的安神药有远志、灵芝等。

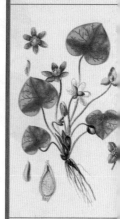
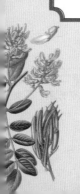
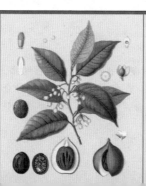
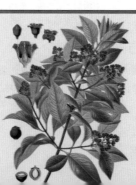
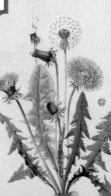

温中下气，善解食物毒

胡椒

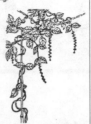

又名：昧履支。原产于西域，名字里有"胡"字，又因其辛辣似椒，所以得椒名。一般四月成熟，五月采收。

【功效】温中散气，下气止痛，止泻，开胃，解毒。

果部·味果类 | 温里药

◆形态特征

攀援状藤本，叶片厚革质，阔卵形或卵状长圆形，花黄白色，果实初为青色，成熟后变成红色。

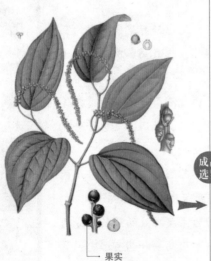

果实
[性味]味辛，性大温，无毒。
[主治]主下气、温中、祛痰，除脏腑中冷气等。

◆药用部分

胡椒实

[性味]味辛，性大温，无毒。

李时珍说：辛热纯阳，走气助火，昏目发疮。

[功能主治]主下气、温中、祛痰，除脏腑中冷气。（出自《新修本草》）

暖肠胃，除寒湿，治反胃虚胀、冷积阴毒、牙齿浮热疼痛。（李时珍）

【发明】李时珍说：胡椒大辛热，为纯阳之物，肠胃寒湿的人适宜吃。有热病的人吃了，动火伤气，深受其害。

成品选鉴

果实近圆球形，表面暗棕色或白色，有网状皱纹，内果皮淡黄色。气芳香，味辛辣。以粒大、饱满、色黑、皮皱、气味强烈者为佳。

主要药用部分

果实

◆实用妙方

· 心腹冷痛：胡椒三七枚，淡酒送服。

· 伤寒咳逆，日夜不止：胡椒三十粒打碎，麝香半钱，酒一盏，煎成半盏，热服。

· 砂石淋痛，用二拗散：胡椒、朴硝等分，研为末。每次用开水服二钱，一日两次。

回阳通脉不可少

干姜

菜部·荤辛类　　温里药

又名：白姜。李时珍说，干姜是用母姜制成的。江西、襄都有，以白净结实的为好，以前人称其为白姜，又名均姜。凡入药都宜炮用。

【功效】温中散寒，回阳通脉，温肺化饮。

◆形态特征

叶线状披针形。穗状花序卵形至椭圆形。花冠黄绿色，唇瓣有淡紫色条纹及淡黄色斑点，雄蕊微紫色。

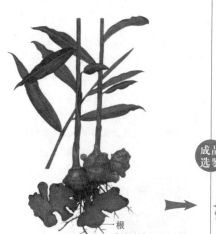

—根
[性味]味辛，性温，无毒。
[主治]主胸满咳逆上气，能温中止血等。

◆实用妙方

·胃冷生痰致头晕吐逆：川干姜（炮）二钱半、甘草（炒）一钱二分，加水一碗半，煎成一半服下。

◆药用部分

干姜根茎

[性味]味辛，性温，无毒。

[功能主治]主胸满咳逆上气，能温中止血，出汗，逐风湿痹，止肠澼下痢。生的尤好。（出自《神农本草经》）

治寒冷腹痛，中恶霍乱胀满，风邪诸毒，皮肤间结气；止唾血。（出自《名医别录》）

【发明】李时珍说：干姜能引血药入血分，气药入气分，又能去恶养新，有阳生阴长之意，所以血虚的人可以用；吐血、衄血、下血，有阴无阳的人，也宜使用。

成品选鉴

为不规则切片，具指状分枝。外皮灰黄色或浅黄棕色，粗糙，具纵皱纹及明显的环节，断面灰黄色或灰白色，具纤维性。气香、特异，味辛辣

主要药用部分

根、茎

·中寒水泻：炮干姜研为粉末，用粥送服二钱即愈。

暖胃驱寒、理气止痛的香料

茴香

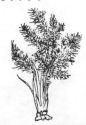

菜部·荤辛类 温里药

茴香又名八月珠、莳香，是常用的一种调料，是烧鱼炖肉或制作卤制食品时的必需品。因其能去除肉中的腥气臭气，使肉重新添香，所以叫作茴香。

【功效】温阳散寒，理气止痛。

◆形态特征

有特殊香辛味，表面有白粉。茎肥叶细。夏季开淡黄色花。果椭圆形，黄绿色。

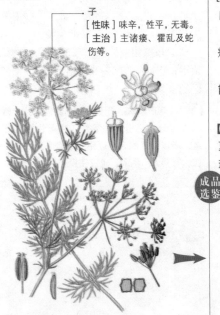

子
[性味]味辛，性平，无毒。
[主治]主诸瘘、霍乱及蛇伤等。

◆药用部分

茴香子

[性味]味辛，性平，无毒。

[功能主治]主诸瘘、霍乱及蛇伤。（出自《新修本草》）

除膀胱、胃部冷气，能调中，止痛，止呕吐。（马志）

治干湿脚气，肾劳，腹疝，阴疼。能开胃下气。（出自《日华子诸家本草》）

补命门不足。（李杲）

【发明】李时珍说：小茴香性平，理气开胃，夏天驱蝇辟臭，食物中适宜使用。大茴香性热，多食伤目发疮，食料中不宜过多使用。

成品选鉴

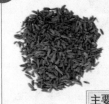

干燥果实呈长椭圆形，断面呈五边形。气芳香，味甘微辛。以颗粒均匀、饱满，黄绿色，香浓味甜者为佳。

主要药用部分

种子

◆实用妙方

·疝气入肾：茴香炒过，分作二包，交替熨患处。

·胁下刺痛：小茴香一两（炒），枳壳五钱（麸炒），同研末，每次用盐、酒调服二钱。

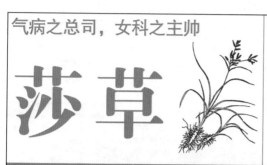

气病之总司，女科之主帅

莎草

草部·芳草类 | 理气药

又名：香附、雀头香、草附子、水香棱、水巴戟、水莎、侯莎、莎结、夫须、续根草、地毛。莎草可做斗笠和雨衣，疏而不沾，所以名字从草从沙。

【功效】疏肝解郁，温经止痛，理气调中。

◆药用部分

莎草根

[修治] 李时珍说：采来后，连苗晒干，用火燎去苗及毛。使用的时候，用水洗干净，放在石上磨去皮，洗后晒干捣用。或生用，或炒用，或用酒、醋、盐水浸，根据具体情况。又有用稻草煮的，味不苦。

[性味] 味甘，性微寒，无毒。

李时珍说：味辛甘、微苦而性平，为足厥阴、手少阳经的主药。并兼行十二经，八脉气分，宜与醋、川芎、苍术同用。

[功能主治] 除胸中热，濡润肌肤，久服利人，益气，长须眉。（出自《名医别录》）

散时气寒疫，利三焦，解六郁；消饮食积聚、痰饮痞满、脚肿腹胀、脚气；止心腹、肢体、头目、齿耳各种痛症；疗痈疽疮疡；止吐血、下血、尿血、妇人崩漏带下；治月经不调，胎前产后各种疾病。（李时珍）

莎草苗及花

[功能主治] 治男子心肺中虚风及客热，膀胱间连胁下气机不畅，皮肤瘙痒瘾疹，饮食不多，日渐瘦损，常有忧愁、心悸、少气等症。用苗花二十多斤锉细，加水二石五斗，煮至一石五斗，倒入斛中熏洗浸浴，令全身出汗，其瘙痒即止。四季经常使用，可根治风疹。（出自《天宝单方图》）

煎饮能散气郁，利胸膈，降痰热。（李时珍）

【发明】李时珍说：香附性平，味多辛能散，微苦能降，微甘能和，是足厥阴肝经、手少阳三焦经气分主药，而兼通十二经气分。香附生用则上行胸膈，外达皮肤；熟用则下走肝肾，外彻腰足；炒黑则止血；用盐水浸则入血分而补虚；用青盐炒则补肾气；用酒浸炒则通经络；用醋浸炒则消积聚；用姜汁炒则能化痰饮。

◆医家名论

寇宗奭说：香附子今人多用。它虽生于莎草根，但有的根上有而有的根上则没有。香附子有薄皱皮，为紫黑色，毛不多，刮去皮则色白。如果以莎草根为香附子，那就错了。

李时珍说：莎草的叶子光泽有剑脊棱，五六月中抽一茎，三棱中空，茎端再长出数片叶子。开青色的花，花成穗子上有细黑毛，大小像羊枣而两头尖。采来根茎燎去细毛晒干后，就是现在的常用药。

使用禁忌

凡月事先期者，血热也，法当凉血，禁用此药。独用、多用、久用，耗气损血。

◆形态特征

多年生草本，块茎呈纺锤形，紫褐色，有棕毛或黑褐色的毛状物。茎呈锐三棱形。叶窄线形。穗状花序，轮廓为陀螺形，青色，中间有细子，子上有细黑毛，大小像羊枣而两头尖。小坚果长圆状倒卵形。

产地分布
广泛分布于华南、华东、西南等地区。
成熟周期
6月开花 8月采收

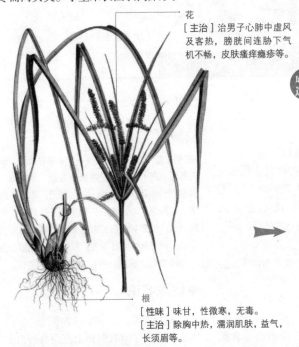

花
[主治]治男子心肺中虚风及客热，膀胱间连胁下气机不畅，皮肤瘙痒瘾疹等。

根
[性味]味甘，性微寒，无毒。
[主治]除胸中热，濡润肌肤，益气，长须眉等。

成品选鉴

表面棕褐色或黑褐色，质硬，经蒸煮者断面呈黄棕色，角质样；生晒者断面色白而显粉性，内皮层环纹明显，中柱色较深。气香，味微苦。

主要药用部分

根、茎

◆实用妙方

· 调中快气，心腹刺痛，用小乌沉汤：香附子擦去毛后焙二十两，乌药十两、炒甘草一两，同研末，每次用盐汤送服二钱。

· 心腹诸痛，用艾附丸，治疗心气痛、腹痛、小腹痛、血气痛等：香附子二两、蕲艾叶半两，用醋汤同煮熟后去艾叶，将香附炒后研末，米醋调糊做成梧桐子大的丸子，每次用白开水送服五十丸。

中药趣味文化

莎草的传说

香附子，相传两晋时，有个美丽的妇人叫索索。一年，村里闹瘟疫，只有索索一家安然无恙，丈夫认为是索索身上的香气起了作用，让她给乡亲们治病，果真人们都好了。可丈夫听到了这样的谣言：『索索每到一家，就脱去衣服让人闻』。丈夫羞愧难当，一不几天，毒死了索索。不几天，坟上长出几株小草，蜂围蝶绕。人们都说，索索死得冤屈。直到今天，尽管药名改叫香附子，可当地人仍叫它索索草。

消积破气，通利关节

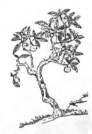

枳实、枳壳，两者皆可入药。"橘生淮北则为枳"，由此可见，枳一般分布在淮北，相对耐寒。它与橘是两种不同的植物，枳很像橘，但比橘要小一些。

木部·灌木类 | 理气药

【功效】破气消积，化痰除痞。

◆药用部分

枳实

[性味] 味苦，性寒，无毒。

张元素说：性寒味苦，气厚味薄，浮而升（微降），阴中之阳。

[功能主治] 主大风在皮肤中，如麻豆苦痒，除寒热结，止痢，长肌肉，利五脏。（出自《神农本草经》）

除胸胁痰癖，逐停水，破结实，消胀满、心下急痞痛、逆气、胁风痛，安胃气，止溏泄，明目。（出自《名医别录》）

解伤寒结胸，入陷胸汤用；主上气喘咳。肾内伤冷，阴痿而有气，加而用之。（甄权）

祛胃中湿热。（出自《珍珠囊》）

主心痞，化心胸痰，消食，散败血，破积坚。（出自《主治秘诀》）

破气，化痰，消食宽肠，杀虫，败毒。（出自《本草再新》）

枳壳

[性味] 味苦、酸，性微寒，无毒。

[功能主治] 治遍身风疹，肌中如麻豆恶痒；主肠风痔疾，心腹结气，两胁胀虚，关膈拥塞。（甄权）

主风痒麻痹，通利关节，治劳气咳

嗽、背膊闷倦、散留结、胸膈痰滞，逐水，消胀满、大肠风，安胃，止风痛。（出自《开宝本草》）

破气，泄肺中不利之气。（出自《珍珠囊》）

破心下坚痞，利胸中气，化痰，消食。（出自《主治秘诀》）

治里急后重。（李时珍）

【发明】李时珍说：枳实、枳壳，气味功用俱同，以前本没有分别，魏、晋以来，开始将它们分开使用。其功皆能利气，气下则痰喘止，气行则痞胀消，气通则痛刺止，气利则后重除，故以枳壳利胸膈，枳实利肠胃。或胎前气盛壅滞者宜用之，所谓八九月胎必用枳壳、苏梗以顺气，胎前无滞，则产后无虚也。若气禀弱者，即大非所宜矣。

◆医家名论

苏颂说：洛西、江湖州郡等地皆有，以商州的为最好。树木像橘树但稍小，高五七尺。叶如橙叶、多刺。春天开白花，秋天长成果实，在九十月采摘的为枳壳。有人用汤泡去苦味后，蜜渍糖拌，当作果品。

使用禁忌

脾胃虚弱者及孕妇慎服。小儿如服入大量果皮，可致中毒。

◆形态特征

小乔木，茎枝三棱形，光滑。叶退化成单叶状，互生，革质，叶片长椭圆形，全缘或有不明显的波状锯齿。总状花序，花瓣白色，长椭圆形。果呈球形而稍扁，未成熟时为绿色，成熟时为橙黄色，果皮粗糙。

产地分布
在西北、华东、西南、华南等地区均有生长。

成熟周期
4月开花
7月结果
8月采收

成品选鉴

该品呈半球形，外果皮暗棕绿色，具颗粒状突起和皱纹，切面中果皮略隆起，黄白色或黄褐色。质坚硬。气清香，味苦、微酸。

实
[性味] 味苦，性寒，无毒。
[主治] 除寒热结，长肌肉，利五脏，止痢等。

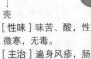

壳
[性味] 味苦、酸，性微寒，无毒。
[主治] 遍身风疹，肠风痔疾，心腹结气等。

主要药用部分
果实

◆实用妙方

·**卒胸痹痛：**枳实捣末。汤服方寸匕，每日三次、夜一次。

·**产后腹痛：**枳实（麸炒）、芍药（酒炒）各二钱，水一盏煎服。亦可研末服。

·**奔豚气痛：**枳实炙后研末。饮下方寸匕，日三次、夜一次。

中药趣味文化

橘子和枳实

「橘化为枳」是一句古老的成语，见于《晏子春秋·内杂下》：「橘生淮南则为橘，生于淮北则为枳，叶徒相似，其实味不同。所以然者何？水土异也。」橘味甜美，枳味酸苦，由于水土的不同，淮南的橘种在淮北就会变成枳。枳味酸，比喻由于环境的影响，人的习性也会由好变坏。枳又名枸橘，俗称臭橘，果肉少而味酸。现代研究表明，橘和枳虽然都属于芸香科，但枳不会变成橘，古人观察不周，因而造成误会。

通窍醒脑，驱一切不正之气

苏合香

木部·香木类　　开窍药

又名：帝膏。一种芳香的黏稠液体。李时珍说，此香出自苏合国，因此得名。苏合香产于印度、伊朗、土耳其等国，是苏合香树所分泌的树脂。

【功效】开窍醒神，辟秽止痛。

◆形态特征

苏合香树，属乔木，叶片掌状5裂，花黄绿色，蒴果先端喙状，成熟时顶端开裂，种子狭长圆形，扁平。

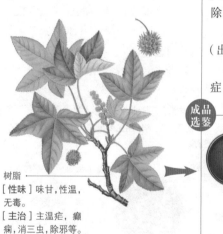

树脂
[性味] 味甘，性温，无毒。
[主治] 主温疟，癫痫，消三虫，除邪等。

◆药用部分

苏合香树脂

[性味] 味甘，性温，无毒。

[功能主治] 主辟恶，温疟，癫痫。去浊，除邪，令人无梦魇。（出自《名医别录》）

杀虫毒。疗癫痫，止气逆疼痛。（出自《本草正义》）

利水消肿，治胀、疹痱、气积血症，调和脏腑。（出自《玉楸药解》）

成品选鉴

半流质的黏稠液体，棕黄色或暗棕色，半透明，不溶于水。有特异芳香气，味淡，微辛。以质黏稠、含油足、半透明、气香浓者为佳。

主要药用部分

树脂

◆实用妙方

·**苏合香丸**：可治结核，霍乱，鬼魅瘴疟，赤白暴痢，瘀血月闭，痃癖疔肿，小儿惊痫客忤，大人中风，中气，心痛等症。用苏合油一两，安息香末二两，以酒熬成膏，入苏合油内。白术、香附子、丁香、青木香、白檀香、沉香、麝香、荜茇、诃梨勒（煨、去核）、朱砂、乌犀牛角各二两，龙脑、熏陆香各一两，研末，以香膏加炼蜜和成剂，蜡纸包收。每服旋丸如梧桐子大，早取井华水，化服四丸。老人、小孩各一丸。

·**水汽浮肿**：苏合香、白粉、水银等分，捣匀，以蜜制成如小豆大的丸，每服二丸，白水送服。

赶走失眠健忘，还你清醒的头脑

远志

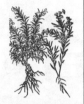

又名：小草、细草、棘菀、葽绕。李时珍说，服用此草能益智强志，所以叫远志。远志生长在山谷中，有大叶、小叶之分，一般四月采其根、叶晒干入药。

【功效】安神益智，祛痰，消肿。

草部·山草类 | **养心安神药**

◆形态特征

茎细柱形，质坚硬，叶片线形，花小而稀疏，淡紫色，蒴果圆状倒心形，绿色，种子卵形，棕黑色。

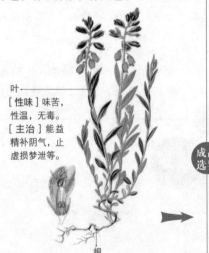

叶
[性味]味苦，性温，无毒。
[主治]能益精补阴气，止虚损梦泄等。

根
[性味]味苦，性温，无毒。
[主治]主咳逆伤中，补不足，除邪气等。

◆药用部分

远志根

[性味]味苦，性温，无毒。

[功能主治]主咳逆伤中，补不足，除邪气，利九窍，益智慧，聪耳明目，增强记忆力。久服可以轻身延年。(出自《神农本草经》)

远志叶

[功能主治]能益精补阴气，止虚损梦泄。(出自《名医别录》)

【发明】李时珍说：远志入足少阴肾经，不是心经药。它的作用主要是安神定志益精，治健忘。

成品选鉴

表面灰黄色至灰棕色，有皱纹及裂纹。质硬而脆，易折断，断面皮部棕黄色，木部黄白色。气微，味苦、微辛，嚼之有刺喉感。

主要药用部分

根

◆实用妙方

·**喉痹作痛**：取远志肉研末，吹喉痛处，至涎出为止。

·**吹乳肿痛**：远志焙干研细，用酒冲服二钱，药渣外敷患处。

·**各种痈疽，用远志酒治疗**：取远志，不限量，入淘米水中浸洗后，捶去心，研为末。每次服三钱，用温酒一盏调匀，沉淀后饮上面清澈部分，药渣敷患处。

神经衰弱和失眠患者的必备佳品

灵芝

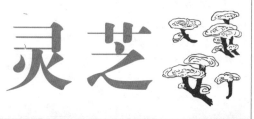

菜部·芝栭类　　养心安神药

又名：芮。李时珍说，芝本作之，篆文像草生长在地上的样子。后人借"之"字为语气词，所以加草头为"芝"以与"之"相区别。芝是菌类，可以食用。

【功效】益气血，安心神，健脾胃，止咳喘。

◆药用部分

青芝（一名龙芝）

[性味] 味酸，性平，无毒。

[功能主治] 主明目，补肝气，安精魂。久服轻身不老。（出自《神农本草经》）增强记忆。（出自《新修本草》）

赤芝（一名丹芝）

[性味] 味苦，性平，无毒。

[功能主治] 主胸中郁结，益心气，补中，长智慧，增记性。久食，令人轻身不老。（出自《神农本草经》）

黄芝（一名金芝）

[性味] 味甘，性平，无毒。

[功能主治] 主心腹五邪，益脾气，安神，使人忠信和乐。久食，令人轻身不老。（出自《神农本草经》）

白芝（一名玉芝、素芝）

[性味] 味辛，性平，无毒。

[功能主治] 治咳逆上气，益肺气，通利口鼻，使人意志坚强，长勇气，安魄。久食，令人轻身不老。（出自《神农本草经》）

黑芝（一名玄芝）

[性味] 味咸，性平，无毒。

[功能主治] 治尿闭，能利水道，益肾气，通九窍，使人耳聪目明。久食，令人轻身不老。（出自《神农本草经》）

紫芝（一名木芝）

[性味] 味甘，性温，无毒。

[功能主治] 主耳聋，利关节，保精神，益精气，坚筋骨，令人面色好。久食，使人轻身不老。（出自《神农本草经》）

◆医家名论

李时珍说：灵芝的种类很多，也有开花结实的。本草唯以六芝标明，但对其种属不能不知道。《神农本草经》载，吸收山川云雨、四时五行、阴阳昼夜精华而生长的五色神芝，是供圣王用的。《瑞应图》说，芝草常在六月生长，春青，夏紫，秋白，冬黑。葛洪《抱朴子》说，灵芝有石芝、木芝、肉芝、菌芝等，品种有数百种。李时珍常疑惑：灵芝乃是腐朽余气所生，就像人生瘤赘，而古今都认为灵芝是瑞草，还说吃了灵芝能成仙，这实在是迂腐荒谬。

使用禁忌

实证慎服。恶恒山。畏扁青、茵陈蒿。一次不可服用过多。

◆形态特征

赤芝为一年生，有柄，栓质。菌盖半圆形或肾形，盖表褐黄色或红褐色，盖边渐趋淡黄，有同心环纹，微皱或平滑，有亮漆状光泽，边缘微钝。菌肉乳白色，近管处淡褐色。菌口近圆形，初白色，后呈淡黄色或黄褐色。菌柄圆柱形，侧生或偏生。

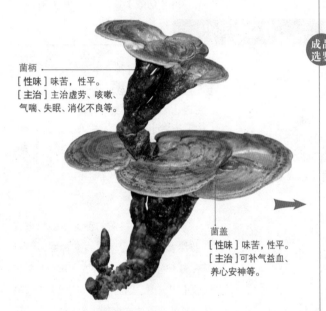

菌柄
[性味]味苦，性平。
[主治]主治虚劳、咳嗽、气喘、失眠、消化不良等。

菌盖
[性味]味苦，性平。
[主治]可补气益血、养心安神等。

成品选鉴

赤芝外形呈伞状，皮壳坚硬，黄褐色至红褐色，有光泽，具环状棱纹和辐射状皱纹。边缘常稍内卷，菌肉白色至淡棕色。气微香，味苦涩。

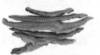

主要药用部分

全株

◆实用妙方

·治心神不宁，失眠心悸：可单用，或与当归、白芍、酸枣仁等药同用。

·虚劳短气，不思饮食：常与人参、山茱萸、山药等配伍。

中药趣味文化

古人对灵芝的信奉

灵芝历史悠久，自古以来就被认为是吉祥、富贵、美好、长寿的象征，有『仙草』『瑞草』之称。

传说始皇为求长生不老，曾派徐福带领三千童男童女到蓬莱仙岛寻求不死之药，要寻找的就是『灵芝仙草』。《白蛇传》中，白娘子为救夫君，历尽艰辛从仙山上盗来灵芝仙草，给许仙一吃便起死回生。

传说中的长寿老翁彭祖，因常服武夷山的『灵芝仙草』，活到七百六十岁，依然不见衰老。由此可见古人对灵芝的信奉。

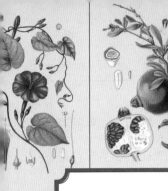
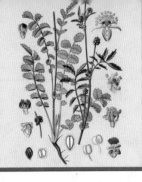
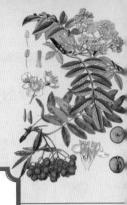
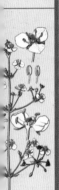
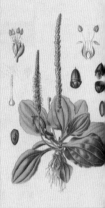

第六章

泻下、消食药

●凡能攻积、逐水，引起腹泻，或润滑大肠、促进排便的药物，称为泻下药。其主要适用于大便秘结、胃肠积滞、实热内结、水肿饮停等症。按作用强弱不同，一般可分攻下药、润下药和峻下逐水药三类。泻下药的代表药物有郁李、甘遂、大黄、芫花等。

●消食药指以消食化积为主要作用，主治饮食积滞的药物，又称消导药或助消化药。其主要适用于食积停滞所致的脘腹胀满、嗳气泛酸、恶心呕吐、不思饮食、脾胃虚弱、消化不良等症。代表药物有山楂等。

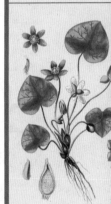
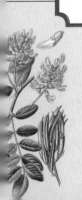
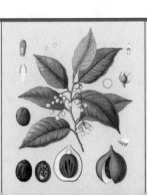
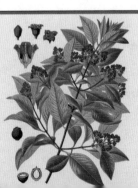
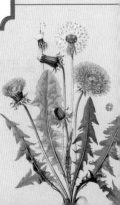

消浮肿，清宿食

郁李

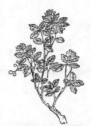

木部·灌木类 | 泻下药

又名：车下李、爵李、雀梅、常棣。生于高山川谷及丘陵上，山野到处都有，五六月采根。郁李子红熟可食，微涩，可蜜煎。

【功效】润肠缓下，利尿，治浮肿脚气。

◆形态特征

叶卵形或宽卵形，边缘有锐重锯齿。花瓣粉白色，核果近球形，光滑而有光泽。

叶

[性味] 性平，无毒。
[主治] 治大肠气滞，燥涩不通。

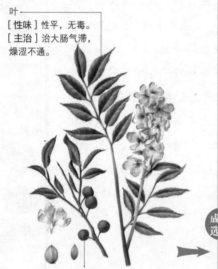

果实
[性味] 味酸，性平，无毒。
[主治] 主大腹水肿，利小便水道等。

◆药用部分

郁李仁

[性味] 味酸，性平，无毒。

[功能主治] 主大腹水肿、面目四肢浮肿，利小便水道，肠中结气，关格不通。通泄五脏膀胱急痛，宣腰胯冷脓，消宿食下气。破癖气，下四肢水。酒服四十九粒，可泄结气。破血润燥。专治大肠气滞，燥涩不通。

郁李根

[性味] 味酸，性凉，无毒。

[功能主治] 牙龈痛，龋齿。去白虫。治风虫牙痛，浓煎含漱。治小儿身热，作汤浴之。

【发明】李时珍说：郁李仁甘苦而润，性主降，能下气利水。

成品选鉴

种子卵形或圆球形，种皮淡黄白色至浅棕色。先端尖，基部钝圆。气微，味微苦。

主要药用部分

种子、根

◆实用妙方

·肿满气急，睡卧不得：用郁李仁一合，捣末，和面做饼吃，吃下即可通便，气泄出后即愈。

·心腹胀满，二便不通，气急喘息，脚气浮肿：郁李仁十二分，捣烂，水磨取汁，薏苡三合，捣如粟大，一同煮粥吃。

性味苦寒的泻水圣药

甘遂

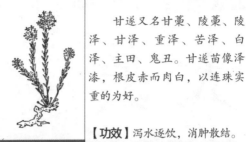

甘遂又名甘藁、陵藁、陵泽、甘泽、重泽、苦泽、白泽、主田、鬼丑。甘遂苗像泽漆，根皮赤而肉白，以连珠实重的为好。

【功效】 泻水逐饮，消肿散结。

草部·毒草类　　　泻下药

◆形态特征

全株含白色乳汁。茎常从基部分枝，下部带紫红色，上部淡绿色。

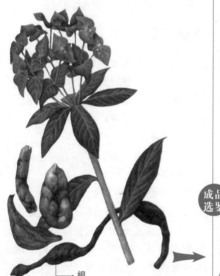

[性味] 味苦，性寒，有毒。
[主治] 能破坚积聚，利水谷道等。

根

◆药用部分

甘遂根

[修治] 李时珍说：现在的人用面裹煨熟用，去其毒。

[性味] 味苦，性寒，有毒。

徐之才说：与瓜蒂相使，恶远志，反甘草。

[功能主治] 主大腹疝瘕，腹满，面目浮肿，留饮宿食；能破坚积聚，利水谷道。（出自《神农本草经》）

下五水，散膀胱多热，皮中痞，热气肿满。（出自《名医别录》）

泻肾经及隧道水湿，治脚气、阴囊肿坠、痰迷癫痫、噎膈痞塞。（李时珍）

成品选鉴

质脆，易折断，断面粉性，皮部类白色，木部淡黄色，有放射状纹理；以肥大、类白色、粉性足者为佳。

主要药用部分

根

◆实用妙方

·**水肿腹满**：甘遂（炒）二钱二分、黑牵牛一两半，同研末，水煎，随时小口含服。

·**疝气偏肿**：甘遂、茴香等分，同研末，每次用酒送服二钱。

·**水肿喘急，大小便不通，用十枣丸**：甘遂、大戟、芫花等分，同研末，用枣肉和成梧桐子大的丸子。每天清晨用热汤送服四十九，以利去黄水为度。

峻猛"将军"，泻下有奇功

大黄

草部·毒草类　｜　泻下药

又名：黄良、将军、火参、肤如。大黄，是因其颜色而得名。大黄能推陈致新，就像平定祸乱，以致太平，所以得"将军"之名。

【功效】攻积滞，清湿热，泻火，凉血，祛瘀，解毒。

◆药用部分

大黄根

[修治] 陈藏器说：大黄有蒸的、生的、熟的，不能一概用之。

[性味] 味苦，性寒，无毒。

张元素说：大黄味苦性寒，气味俱厚，沉而降，属阴。用之须酒浸煨熟，是寒因热用。大黄酒浸入太阳经，酒洗入阳明经，其余经不用酒。

[功能主治] 能下瘀血，除寒热，破肿块，去留饮宿食，荡涤肠胃，排出肠道积滞，通利水谷，调中化食，安和五脏。（出自《神农本草经》）

可平胃下气，除痰实，肠间积热，心腹胀满，女子寒血闭胀，小腹痛，各种陈久瘀血凝结。（出自《名医别录》）

通女子月经，利水肿，利大小肠，贴热肿毒，小儿寒热时疾，烦热蚀脓。（甄权）

泻各种实热不通，除下焦湿热，消宿食，泻心下痞满。（张元素）

主下痢赤白，里急腹痛，小便淋沥，实热燥结，潮热谵语，黄疸，各种火疮。（李时珍）

【发明】李时珍说：大黄是足太阴、手足阳明、手足厥阴五经血分之药。凡病在五经血分者，

适宜使用。如果病在气分而用大黄，是诛伐无过。泻心汤治疗心气不足、吐血、衄血，是真心之气不足，而手厥阴心包络、足厥阴肝、足太阴脾、足阳明胃之邪火有余。虽然说是泻心，实际是泻四经血中的伏火。

◆医家名论

吴普说：大黄生长在蜀郡北部或陇西。二月叶子卷曲生长，黄赤色，叶片四四相当，茎高三尺多。它三月开黄色花，五月结实黑色，八月采根。根有黄汁，切片阴干。

苏恭说：大黄的叶、子、茎都像羊蹄，但茎高六七尺而且脆，味酸，叶粗长而厚。根细的像宿羊蹄，大的有碗大，长二尺。其性湿润而易蛀坏，烘干就好。

陈藏器说：用的时候应当区分，如取和厚深沉、能攻病的，可用蜀中像牛舌片紧硬的；如取泄泻迅速、除积滞祛热的，当用河西所产有锦纹的大黄。

使用禁忌

凡表证未罢，血虚气弱，脾胃虚寒，无实热、积滞、郁结者均应慎服。哺乳妇女服用后，可能引起婴儿腹泻。妇女产前、产后及月经期间也必须慎用。

◆形态特征

　　药用大黄高 1.5 米左右。茎直立，被短柔毛。根生叶有长柄，叶片圆形至卵圆形，掌状浅裂，先端锐尖。圆锥花序，花小成簇，淡绿色或黄白色。果实长圆状、椭圆形，有翅，顶端下凹。花果期 6—9 月。

产地分布
主要分布在青海、甘肃、四川、云南、西藏等地区。

成熟周期
3月栽种
6月开花
9月采收

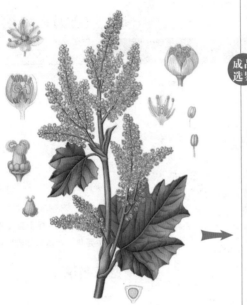

成品选鉴

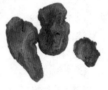

外皮黄棕色，质坚实，有的中心稍松软，断面淡红棕色或黄棕色，显颗粒性。气清香，味苦而微涩，嚼之黏牙，有砂粒感。

主要药用部分

根

◆实用妙方

| ·热痢，里急后重：大黄一两，用酒浸泡半日，取出煎服。 | ·产后血块：大黄末一两，头醋半升，熬膏做成梧桐子大的丸子，每服五丸，温醋化下。 | ·湿热眩晕：取酒炒大黄研末，用清茶送服二钱。 | ·汤火伤灼：大黄生研，调蜜涂搽，不仅止痛，还能灭瘢。 |

中药趣味文化

大黄与黄根

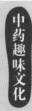

　　从前有个郎中，承袭祖业擅长采挖黄连、黄芪、黄精、黄芩、黄根这五种药材为人治病，被誉为「五黄先生」。一次一位孕妇因腹泻来求医。他一时疏忽，把治泻的黄连错写成了泻火通便的黄根，结果孕妇服后大泻不止，差点没命，胎儿也死了。这事被告到县衙，县老爷念郎中一向名声极好，只责罚他赔孕妇家一些银两。但让他给黄根改个名字，以免日后再混淆惹麻烦。郎中便把黄根改叫「大黄」，以便区别。

既能泻水，又可行气

芫花

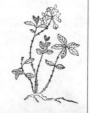

草部·毒草类　｜　泻下药

又名：杜芫、赤芫、去水、毒鱼、头痛花。根名黄大戟、蜀桑。称去水，是说它的功用；称毒鱼，是说它的药性；称大戟，言其形似。

【功效】泻水逐饮，祛痰止咳，杀虫疗疮。

◆药用部分

花

[修治] 陶弘景说：用的时候再微熬，不可近眼。

李时珍说：芫花以留数年陈久的为好。用的时候以好醋煮沸十数次，去醋，以水浸一夜，晒干用，则毒灭。或用醋炒，较前者为次。

[性味] 味辛，性温，有小毒。

徐之才说：与决明相使。反甘草。

[功能主治] 咳逆上气，喉鸣喘，咽肿短气，蛊毒鬼疟，疝瘕痈肿。杀虫鱼。（出自《神农本草经》）

消胸中痰水，治喜唾、水肿、五水在五脏皮肤及腰痛，下寒毒肉毒。（出自《名医别录》）

治心腹胀满，去水气寒痰、涕唾如胶，通利血脉，治恶疮风痹湿、一切毒风、四肢挛急、不能行步。（甄权）

去水气，利五脏寒痰，能泻水肿胀满。（出自《药性论》）

疗咳嗽瘴疟。（出自《日华子诸家本草》）

治水饮痰澼，胁下痛。（李时珍）

消痰饮水肿，治咳逆咽肿、疝瘕痈毒。（出自《本经逢原》）

煎汁渍丝线，系痔易落，并能系瘤。（出自《本草原始》）

根

[性味] 味辛、苦，性温。

[功能主治] 疗疥疮，可用毒鱼。（出自《名医别录》）

治风湿筋骨痛，跌打损伤。（出自《分类草药性》）

【发明】李时珍说：杨士瀛《直指方》上说，破癖须用芫花，行水后便养胃。

◆医家名论

吴普说：芫花二月生，叶青色，加厚则黑。花有紫、赤、白的。三月实落尽，才生叶。三月采花，五月采叶，八月、九月采根，阴干。

苏颂说：芫花各处都有。宿根旧枝茎紫，长一二尺。根入土深三五寸，为白色，像榆根。春天生苗叶，小而尖，像杨柳枝叶。二月开紫花，很像紫荆而作穗，又像藤花而细。

使用禁忌

体质虚弱、津液亏损者，孕妇，以及心脏病、溃疡病、消化道出血患者禁用。反甘草。用量宜轻，逐渐增加，病去即止，不可久服。

◆形态特征

落叶灌木，茎多分枝，幼枝有淡黄色绢状柔毛，老枝褐色或带紫红色，无毛或有疏柔毛。叶对生，长椭圆形或椭圆形，背面有长绢状柔毛；花紫色或粉红色，簇生于叶腋。

花
[性味] 味辛，性温，有小毒。
[主治] 咳逆上气，喉鸣喘，咽肿短气。

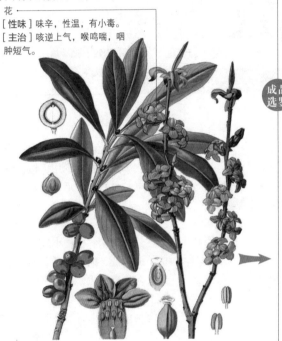

产地分布
分布于安徽、江苏、浙江、四川、湖北等地。

成熟周期
3月开花 4月采收

成品选鉴

单朵呈棒槌状，多弯曲，花被筒表面淡紫色，密被短柔毛，先端有裂口，裂片淡紫色或黄棕色。质软。气微，味甘、微辛。

主要药用部分

花

◆实用妙方

·咳嗽有痰：芫花（炒）一两，加水一升，煮沸四次，去渣，再加入白糖半斤。每服约一个枣子大的分量。忌食酸咸物。

·牙痛难忍：用芫花末擦牙令热，痛定后，以温水漱口。
·白秃头疮：芫花末，猪油和涂之。

·干呕胁痛，用十枣汤：芫花（熬过）、甘遂、大戟等分，研为末。以大枣十枚、水一升半，煮成八合后，去渣纳药。体壮者服一钱，弱者服半钱，清晨服下，能下泻则病除，否则次晨再服药。

中药趣味文化

酷似丁香的「头痛花」

芫花在《山海经》中就有记载，「首山其草多芫，是也。」

芫花呈紫色或粉红色，生于山坡路边或疏林中，形态和丁香很相似，并且也在春季里开放，香气浓烈；所以常被误认作丁香。芫花是中国植物图谱数据库收录的有毒植物，它全株有毒，花蕾和根的毒性最大，含刺激皮肤的油状物，中毒后会引起腹痛和水泻。入药的芫花可泻下逐水，解毒杀虫。芫花的香气过于浓重，闻久了会头疼，所以有别称「头痛花」。

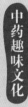

健胃消食的灵丹妙药

山楂

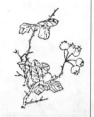

又名：赤爪子、鼠楂、猴楂、茅楂、朹子、羊梾、棠梂子、山里果等。入药归脾、胃、肝经，有消食化积、活血散瘀的功效。

【功效】化滞消积，开胃消食，活血散瘀，化痰行气。

果部·山果类　　消食药

◆药用部分

山楂果实

[性味]味酸，性冷，无毒。

李时珍说：味酸、甘，性微温。生吃使人烦躁易饥，损齿。有龋齿的人尤其不宜吃。

[功能主治]煮汁服，止水痢。洗头浴身，治疮痒。（出自《新修本草》）

煮汁洗漆疮，多愈。（陶弘景）

治腰痛有效。（苏颂）

能消食积，补脾，治小肠疝气，发小儿疮疹。（吴瑞）

化饮食，消肉积，治痰饮痞满吞酸、滞血痛胀。（李时珍）

化血块、气块，活血。（宁源）

山楂叶

[性味]味酸，性平。

[功能主治]茎叶煮汁，洗漆疮。（出自《肘后方》）

山楂核

[性味]味苦，性平。

[功能主治]吞之化食磨积，治癫疝。（李时珍）

治疝，催生。（出自《本草从新》）

【发明】朱震亨说：山楂能消化饮食。如果胃中没有食积，脾虚不能运化，没有食欲者，多吃山楂，反而会克伐脾胃生发之气。

◆医家名论

李时珍说：赤爪、棠梂、山楂是一种植物。古方中很少用山楂，所以《新修本草》虽载有赤爪，后人不知那就是山楂。从朱丹溪开始著山楂的功效后，山楂才成为重要的药物。山楂有两种，都生长在山中。一种小的，人们叫它棠朹子、茅楂、猴楂，可以入药用。树高数尺，叶有五尖，桠间有刺。三月开五瓣小白花。果实有红、黄两种颜色，大的像小林檎，小的如指头，九月才成熟，小孩采来卖。闽人将熟山楂去掉皮、核后，与糖、蜜同捣，做成山楂糕。它的核像牵牛子，黑色，很坚硬。另一种大的，山里人称作羊朹子。树高丈余，花叶都与小的相同，但果实稍大而颜色为黄绿色，皮涩肉虚，这与小的不同。初时味特别酸涩，经霜后才可以吃。它们两者的功效应该是相同的，但采药的不收后面这种。

使用禁忌

生食多，令人嘈烦易饥，损齿，齿龋人尤不宜。脾胃虚，兼有积滞者，当与补药同施，亦不宜过用。多食耗气，损齿，易饥，空腹及羸弱者或虚病后者忌之。

◆形态特征

落叶乔木。枝密生，有细刺，幼枝有柔毛。叶倒卵形，先端常 3 裂，基部狭楔形下延至柄，边缘有尖锐重锯齿。伞房花序，总花梗和花梗均有柔毛，花白色。梨果球形或梨形，红色或黄色，宿萼较大，反折。

产地分布
广泛分布于华北、华东和东北地区。

成熟周期
5月开花
9月结果
10月采收

叶
[性味] 味酸，性平。
[主治] 煮汁，洗漆疮。

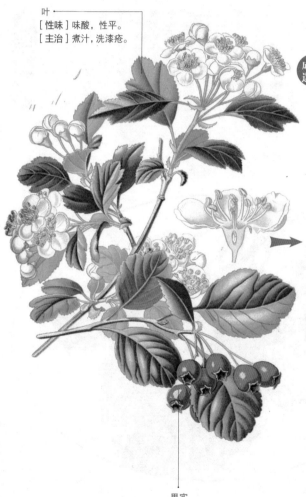

成品选鉴

本品为圆形片，皱缩不平。外皮红色，具皱纹，有灰白色小斑点。果肉深黄色至浅棕色。气微清香，味酸、微甜。

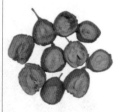

主要药用部分

果实

果实
[性味] 味酸，性冷，无毒。
[主治] 煮汁服，止水痢。

◆实用妙方

·偏坠疝气：山楂肉、茴香（炒）各一两，同研末，调糊做成梧桐子大的丸子，每次空腹服一百丸，白开水送下。	·肠风下血：干山楂研为末，用艾汤调下，应手即愈。	·食肉不消：山楂肉四两，水煮食之，并饮其汁。

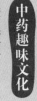

中药趣味文化

山楂与糖葫芦

南宋绍熙年间，宋光宗最宠爱的黄贵妃生了怪病，面黄肌瘦，不思饮食。御医用了许多贵重药品，都不见什么效果。皇帝见爱妃日见憔悴，也整日愁眉不展。最后无奈只好张榜求医。一位江湖郎中揭榜进宫，为黄贵妃诊脉后说："只要用冰糖与红果（即山楂）煎熬，每顿饭前吃五至十枚，不出半月病准见好。"按照这个方法医治后，贵妃的病果然在半个月内痊愈了。后来，山楂这种做法流传到民间渐渐演变成了糖葫芦。

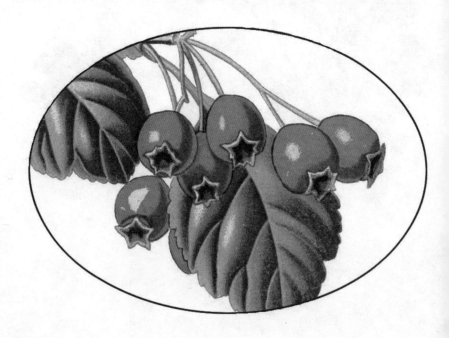

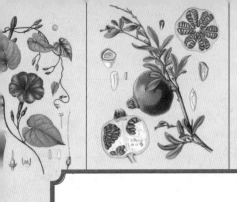
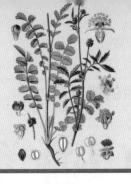
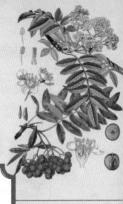
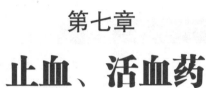
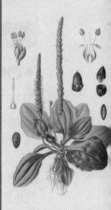

第七章

止血、活血药

●凡能制止体内、外出血，治疗各种出血病症的药物，称为止血药。根据药性和功效的不同，分为凉血止血药，如地榆；化瘀止血药，如香蒲；温经止血药，如艾。

●活血药指以通利血脉、促进血行、消散瘀血为主要作用的一类中药，适用于一切瘀血阻滞之证。依据作用强弱不同，分为活血止痛药，如川芎、蓬莪荗；活血调经药，如红花、益母草；活血疗伤药，如骨碎补等。

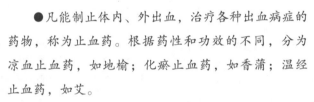
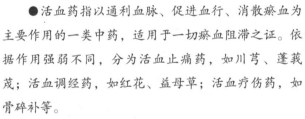
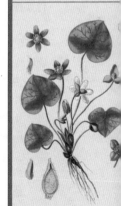
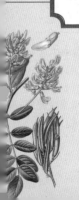
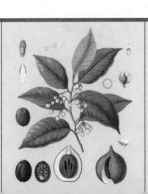
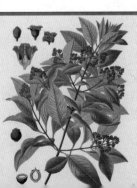
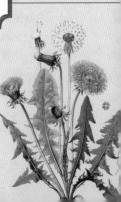

清火明目的凉血药

地榆

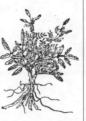

又名：玉豉、酸赭。其叶像榆但要长些，初生时铺在地上，所以叫地榆。地榆的花和子是紫黑色的，像豉，所以又叫玉豉。

【功效】凉血止血，清热解毒。

草部·山草类　　凉血止血药

◆药用部分

地榆根

[性味] 味苦，性微寒，无毒。

徐之才说：恶麦门冬，伏丹砂、雄黄、硫黄。

[功能主治] 主产后腹部隐痛，带下崩漏，能止痛、止汗，除恶肉，疗刀箭伤。（出自《神农本草经》）

止脓血，治诸瘘恶疮热疮，补绝伤，疗产后内塞，可制成膏药治疗刀箭创伤。能解酒，除渴，明目。（出自《名医别录》）

治冷热痢疾、疳积，有很好的效果。（出自《开宝本草》）

止吐血、鼻出血、便血、月经不止、崩漏及胎前产后各种血症，并治水泻。（出自《日华子诸家本草》）

治胆气不足。（李杲）

地榆汁酿的酒，可治风痹，且能补脑。将地榆捣汁外涂，用于虎、犬、蛇虫咬伤。（李时珍）

止血痢蚀脓。（甄权）

主带下十二病。（出自《新修本草》）

治酒寒，面寒疼，肚腹疼。（出自《滇南本草》）

清火明目。治带浊痔漏，产后阴气散失。亦敛盗汗，疗热痞。（《本草正》）

【发明】李时珍说：地榆除下焦血热，治大、小便出血。如果用来止血，取上半截切片炒用。它的末梢能行血，不可不知。杨士瀛曾说："治疗各种疮，疼痛的加用地榆，伴瘙痒的加黄芩。"

◆医家名论

李时珍说：据《外丹方言》记载，地榆也称酸赭，因它味酸，色如赭。蕲州当地人把地榆叫作酸赭，又讹传赭为枣，则地榆、酸赭为一种药物，主治功用也相同，所以将《名医别录》中"有名未用"类的酸赭合并。

苏颂说：各处的平原川泽都有地榆。它的老根在三月里长苗，初生时铺在地面，独茎直上，高三四尺，叶子对分长出，像榆叶但窄而细长，呈锯齿状，青色。七月开花像椹子，为紫黑色。它的根外黑里红，像柳根。

陶弘景说：可用来酿酒。山里人在没有茶叶时，采它的叶泡水喝，也很好。叶还能炸着吃。把它的根烧成灰，能够烂石，故煮石方里古人经常使用它。

使用禁忌

虚寒泻痢及热痢初起都不宜使用。胎产虚寒泄泻者，血崩脾虚泄泻者禁用。痈疮久病无火，并阳衰血症者禁用。性能伤胃，误服过多会导致食欲不振、胃纳不佳。恶麦门冬。

◆形态特征

根粗壮，多呈纺锤形，茎直立，有棱；叶子对分长出，卵圆形，呈锯齿状，青色。根外黑里红，像柳根。穗状花序椭圆形，为紫红色，果实包藏在宿存萼筒内，外面有斗棱。

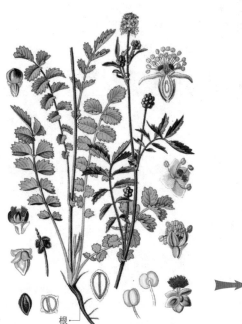

[性味] 味苦，性微寒，无毒。
[主治] 主产后腹部隐痛，除恶肉，疗刀箭伤等。

根

成品选鉴

表面棕褐色，具明显纵皱。质坚，稍脆，横断面形成层环明显，皮部淡黄色，木部棕黄色或带粉红色，呈显著放射状排列。气微，味微苦涩。

主要药用部分

根

◆实用妙方

·吐血及妇人漏下，人极黄瘦：地榆三两，米醋一升，煎沸几次后去渣，饭前温服一合。	·小儿面疮：用地榆八两，水一斗，煎五升，温洗之。	·赤白下痢：地榆一斤，水三升，煮取一升半，去渣后熬成膏，每次空腹服三合，一日两次。	·久病肠风下血，痛痒不止：地榆五钱，苍术一两，水二盏，煎取一盏，空腹服，一日一次。

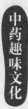

中药趣味文化

诗仙李白与地榆

唐代大诗人李白喜欢喝酒，尤其喜欢五加皮和地榆做的药酒。传说他用五加皮、地榆各一斤，放入好酒中。把坛子封上口，放在大锅里，用文武火来煮。之后，把药渣捞出来，晒干研碎，做成药丸，早晚各服用一次，服用时用煎药材的酒送下。据说这个药酒能填精补髓、健脑增智，李白就是靠它写出了流传千古的诗。

药用兼食用的水边"仙草"

香蒲

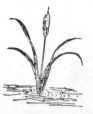

草部·水草类　　　化瘀止血药

又名：甘蒲、醮石。生于浅水、河流两岸、池沼等地水边，以及沙漠地区浅水滩中。春天生苗，取白色鲜嫩的制成腌菜，也可以蒸来食用。蒲黄即香蒲的花粉。

【功效】止血，祛瘀，利尿。

◆药用部分

蒲蒻（又名蒲笋、蒲儿根）

[性味] 味甘，性平，无毒。

李时珍说：性寒。

[功能主治] 除五脏心下邪气，口中烂臭。能固齿，明目聪耳。《神农本草经》

能祛热燥，利小便。（宁源）

生吃，可止消渴。（汪颖）

能补中益气，和血脉。（出自《饮膳正要》）

捣成汁服，治孕妇劳热烦躁，胎动下血。（李时珍）

花粉（蒲黄）

[修治] 使用的时候，不要用松黄和黄蒿。这两种和蒲黄非常相似，只是味不正会使人呕吐。真蒲黄须隔三层纸焙干至黄色，蒸半日，冷却后再焙干备用。

《日华子诸家本草》载：破血消肿者，生用；补血止血者，炒用。

[性味] 味甘，性平，无毒。

[功能主治] 主心腹膀胱寒热，能利小便，止血，消瘀血。（出自《神农本草经》）

治痢血、鼻出血、吐血、尿血等血症。能利水道，通经脉，止女子崩漏。（甄权）

治妇人带下，月经不调，血气心腹痛，孕妇流血或流产。能排脓，治疮疖游风肿毒，下乳汁，止泄精。（出自《日华子诸家本草》）

能凉血活血，止心腹诸痛。（李时珍）

治癥结，五劳七伤，停积瘀血，胸前痛即发吐颐。（出自《本草经疏》）

生用则性凉，行血而兼消；炒用则味涩，调血而且止也。（出自《本草汇言》）

能导郁结而治气血凝滞之病。若舌疮口疮，皮肤湿痒诸病，敷以生蒲黄细粉可愈。（出自《本草正义》）

【发明】李时珍说：蒲黄是手足厥阴血分主药，所以能止血治痛。蒲黄生用则行血，熟用则能止血。它与五灵脂同用，能治心腹诸痛。

◆医家名论

李时珍说：蒲丛生于水边，似莞但狭小，有脊而柔软，二三月生苗。采其嫩根，煮后腌制，过一夜可食。也可以炸食、蒸食及晒干磨粉做成饼吃。

使用禁忌

孕妇慎服。不可多食，一切劳伤发热、阴虚内热、无瘀血者禁用。

◆形态特征

多年生水生或沼生草本。根状茎乳白色，地上茎粗壮，叶片条形，光滑。花序轴呈棒状，具白色弯曲柔毛，干燥后絮状。小坚果椭圆形至长椭圆形，褐色，微弯。

产地分布
多分布在东北及华北、四川、陕西、甘肃、新疆等地。

成熟周期
3月长苗 6月开花

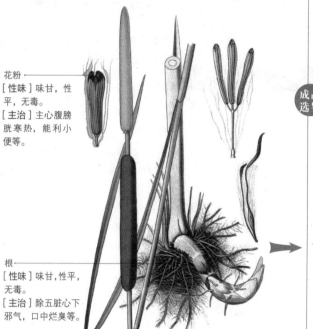

花粉
[性味]味甘，性平，无毒。
[主治]主心腹膀胱寒热，能利小便等。

根
[性味]味甘，性平，无毒。
[主治]除五脏心下邪气，口中烂臭等。

成品选鉴

蒲黄为黄色细粉，质轻，易飞扬，手捻之有润滑感，入水不沉。无臭，味淡。以色鲜黄，润滑感强，纯净者为佳。

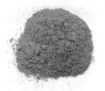

主要药用部分

花粉

◆实用妙方

· 肺热鼻出血：蒲黄、青黛各一钱，用新汲水调服。

· 肠痔出血：蒲黄末方寸匕，水服，一日三次。

· 产后血瘀：蒲黄三两，加水三升，煎取一升，一次服下。

· 关节疼痛：蒲黄八两，熟附子一两，同研为末，每次用凉水送服一钱，一日一次。

· 乳汁不通及乳痈：将蒲黄草根捣烂外敷患处，同时煎汁服汤吃渣。

中药趣味文化

织女和「仙草」香蒲

传说很久以前，人间的水边是只长些芦苇不长香蒲的。香蒲是一种能治病的仙草，长在天河岸边，由王母娘娘派天兵天将守护。一天，织女散步来到天河边，看到天河中长满了挺拔的香蒲，就随手拔下一株，一个人坐在天河边，用香蒲的叶子编织起草环来。这时织女的几个姐姐也来到了天河边，看到织女编织草环，就悄然地一起去人间沐浴。织女走得匆忙，无意间把一株香蒲带到了人间，从此香蒲带就留在了人间，随风而飘，见水生根。

艾灸回阳理气治百病

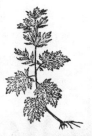

又名：冰台、医草、黄草、艾蒿。初春生苗，茎像蒿，叶的背面为白色，以苗短的为好。以蕲州所产的艾最好，称为蕲艾。

【功效】回阳，理气血，逐湿寒，止血安胎。

草部·隰草类 | 温经止血药

◆药用部分

艾叶

[修治] 艾叶不好着力，如果加入白茯苓三五片同碾，马上可碾成细末，这也是一种不同的修治方法。

[性味] 味苦，性微温，无毒。

[功能主治] 灸治百病。也可煎服，止吐血下痢，阴部生疮，妇女阴道出血。能利阴气，生肌肉，辟风寒，使人有子。（出自《名医别录》）

安胎止腹痛。止赤白痢及五藏痔泻血。长服止冷痢。心腹恶气，取叶捣汁饮。（出自《药性论》）

捣汁服，止损伤出血，杀蛔虫。（陶弘景）

主鼻出血下血，脓血痢，水煮或制成丸、散都可以。（苏恭）

止崩血、肠痔血，搨金疮，止腹痛，安胎。用苦酒作煎剂，治癣极有效。捣汁饮，治心腹一切冷气。（甄权）

治带下，止霍乱转筋，痢后寒热。（出自《日华子诸家本草》）

治带脉病，腹胀腰疼。（王好古）

温中逐冷除湿。（李时珍）

主下血，衄血，脓血痢，水煮及丸散任用。（出自《新修本草》）

治金疮、崩中、霍乱，止胎漏。（出自《食疗本草》）

温胃。（出自《珍珠囊》）

调经开郁，理气行血。治产后惊风，小儿脐疮。（出自《本草再新》）

艾实

[性味] 味苦、辛，性暖，无毒。

[功能主治] 明目，疗一切鬼气。（甄权）

壮阳，助肾强腰膝，暖子宫。（出自《日华子诸家本草》）

◆医家名论

《名医别录》载：艾叶，生田野。三月三日采，暴干作煎，勿令见风。

李时珍说：艾叶与苦酒、香附相使。凡用艾叶，必须用陈久的，通过修治使它变细软，称作熟艾。如果用生艾灸火，则容易伤人的肌脉。拣取干净的艾叶，放入石臼内用木杵捣熟，筛去渣滓，取白的再捣，捣至柔烂如绵为度。用的时候焙干，这样灸火才得力。入妇人丸散中使用，必须用熟艾，用醋煮干，捣成饼子，烘干再捣成细末用。

使用禁忌

阴虚火旺，血燥生热，及宿有失血病者禁用。

◆形态特征

多年生草本，地下根茎分枝多。外被灰白色软毛，叶片卵状椭圆形，羽状深裂，基部裂片常成假托叶，裂片椭圆形至披针形，边缘具粗锯齿，背面有灰白色绒毛。

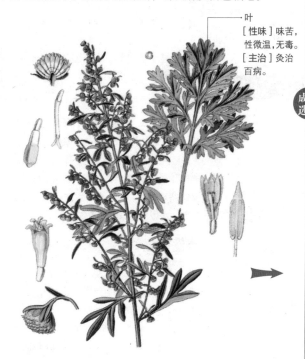

叶
[性味] 味苦，性微温，无毒。
[主治] 灸治百病。

产地分布

在东北、华北、华东、华南、西南以及陕西及甘肃等地均有分布。

成熟周期

3月长苗
9月开花
次年6、7月采收

成品选鉴

干燥的叶片，多皱缩破碎，上面灰绿色，下面密生灰白色绒毛。质柔软。气清香，味微苦辛。以下面灰白色、绒毛多、香气浓郁者为佳。

主要药用部分

叶

◆实用妙方

· **流行伤寒，温疫头痛，壮热脉盛：** 用干艾叶三升，加水一斗，煮取一升，一次服完取汗。

· **中风口噤：** 用熟艾灸承浆穴与两侧颊车穴，各五壮。

· **脾胃冷痛：** 用开水冲服白艾末两钱。

· **久痢：** 艾叶、陈皮等分，水煎服。

· **盗汗不止：** 熟艾二钱、白茯神三钱、乌梅三个，加水一盏，煎至八分，临睡前温服。

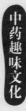

中药趣味文化

艾叶救大象

古时有个人叫莫徭，在芦苇丛旁遇到一头老象卧在地上痛苦地呻吟。老象一见莫徭，便举起前脚，莫徭看到它脚上扎进了一个竹钉。莫徭用力将竹钉拔出，鲜血随即涌出。旁边的小象拔起一把艾叶，交到莫徭手中。莫徭把艾叶敷在老象的伤口上，血便立刻止住，老象竟能站起来走动了。后来老象经常和小象一起为莫徭耕田犁地，人们也因此而知道了这普普通通的艾叶是一种止血的良药。

血虚头痛必用川芎

川芎

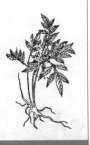

又名：胡䓖、香果、山鞠穷。川芎以产自胡戎的品质最优，又称胡䓖。后世的人因其状如雀脑，叫它雀脑芎。

【功效】活血行气，祛风止痛。

草部·芳草类 | **活血止痛药**

◆药用部分

川芎根

[性味] 味辛，性温，无毒。

徐之才说：与白芷相使，畏黄连，伏雌黄。配细辛用，可止痛疗金疮。配牡蛎用，治头风吐逆。

[功能主治] 治中风头痛，寒痹筋挛拘挛，刀箭伤，妇人经闭不孕。（出自《神农本草经》）

治腰腿软弱，半身不遂，胞衣不下。（甄权）

治一切风证、气分病、劳损及血分病。补五劳，壮筋骨，调血脉，破癥结宿血，养新血，止吐血、鼻出血、尿血，治脑痈发背、瘰疬瘿赘、痔瘘疮疥，能长肉排脓，消瘀血。（出自《日华子诸家本草》）

疏肝气，补肝血，润肝燥，补风虚。（王好古）

燥湿，止泻痢，行气开郁。（李时珍）

用蜂蜜拌和做丸，晚上服，治疗风痰有很好的疗效。（苏颂）

治齿根出血，含服。（陶弘景）

【发明】张元素说：川芎上行头目，下行血海，所以清神汤及四物汤中都有用它。它能散肝经之风，治少阳、厥阴经头痛，是血虚头痛的圣药。川芎的功用有四，一是少阳经引经药，二治各经头痛，三助清阳之气，四祛湿气在头。

李时珍说：川芎为血中气药。如果肝苦急，辛味药可补，所以血虚者适宜使用。因辛能散气，所以气郁结者也适宜。

◆医家名论

李时珍说：蜀地气候温和，人工多栽培川芎，深秋时节茎叶也不枯萎。清明后，上年的根长出新苗，将枝分出后横埋入土，则节节生根。八月的时候根下开始结川芎，便可挖取蒸后晒干备用。《救荒本草》上说：川芎叶像芹菜叶但略微细窄些，有丫杈；也像白芷叶，叶细；又像胡荽叶而微壮；还有一种像蛇床叶但比它粗些。川芎的嫩叶可以食用。

使用禁忌

气升痰喘不宜用，火剧中满，脾虚食少，火郁头痛皆禁用。凡病人上盛下虚，虚火炎上，呕吐咳嗽，自汗、盗汗、咽干口燥，发热作渴烦躁，法并忌之。久服则走散真气。恶黄芪、山茱萸、狼毒，反藜芦。

◆形态特征

多年生草本。全株有浓烈香气。根茎呈不规则的结节状拳形团块，下端有多数须根。茎直立，圆柱形，中空，表面有纵直沟纹，根茎匍匐，下部木质化。单叶对生，具短柄。

产地分布
主产于四川，在云南、贵州、广西等地均有栽培。

成熟周期
7月开花 8月结果 9月采收

成品选鉴

表面黄褐色至黄棕色，粗糙皱缩，质坚实，不易折断，断面黄白色或灰黄，具波状环纹形成层，全体散有黄棕色油点。香气浓郁而特殊。

主要药用部分

根、茎

根
[性味] 味辛，性温，无毒。
[主治] 疏肝气，补肝血，润肝燥，补风虚等。

◆实用妙方

·气虚头痛：	·风热头痛：	·偏头风痛：	·心痛：大	·牙痛：大	·诸疮肿痛：
取川芎研末，每取二钱，用腊茶调服，效果明显。	取川芎一钱，茶叶二钱，水一盏，煎至五分，饭前热服。	将川芎锉细，泡酒，每天饮用。	川芎一个，研为末，用烧酒送服。	川芎一个，焙后加入细辛，共研为末，擦牙。	将川芎煅后研末，加入适量轻粉，用麻油调涂患处。

中药趣味文化

良药降苍穹

唐朝初年，药王孙思邈云游到四川采药。一天，师徒二人见林中一只白鹤，突然头颈低垂，双脚颤抖，不断地哀鸣，这只白鹤患了急病。然而没过几天，白鹤就恢复了健康。药王发现它在空中一边飞，一边吃一种开小白花的植物。药王发现这种植物有活血通经、祛风止痛的作用，便用它去为病人对症治病。药王因此吟诗一首："青城天下幽，川西第一洞。仙鹤过往处，良药降苍穹。"川芎由此而得名。

治跌打损伤出血的良药

蓬莪茂

草部·芳草类 | 活血止痛药

又名：蓬莪术、述药。主产于浙江、四川、广西。三月生苗，五月开花，花成穗状，黄色，根如生姜。九月采其根，削去粗皮，蒸熟晒干后入药。

【功效】能通月经，消瘀血，止跌打损伤出血及内损恶血。

◆形态特征

开花成穗，呈黄色，头微紫。它的根如生姜，而茂在根下，像鸭蛋，大小不等。

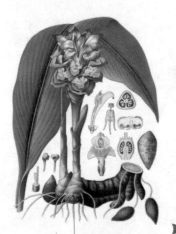

根
[性味]味苦、辛，性温，无毒。
[主治]治疗心腹痛，霍乱冷气等。

◆药用部分

蓬莪茂根

[性味]味苦、辛，性温，无毒。

《日华子诸家本草》载：得酒、醋良。

[功能主治]破痃癖冷气，用酒、醋磨服。（甄权）

能开胃消分，通月经，消瘀血，止跌打损伤出血及内损恶血。《日华子诸家本草》

【发明】苏颂说：蓬莪茂在古方中没有见到使用的。医家治疗积聚诸气，它是最重要的药物。蓬莪茂与荆三棱同用效果好，在治疗妇人药中也多用。

成品选鉴

为类圆形或椭圆形薄片，表面黄绿色或棕褐色，有黄白色的内皮层环纹及淡黄棕色的点状维管束。周边灰黄色或棕黄色。气微香，味微苦而辛。

主要药用部分

根

◆实用妙方

·冷气，心腹痛：蓬莪茂二两（醋煮）、木香一两（煨），共研为末，每次用淡醋汤送服半钱。

·妇人血气游走作痛及腰痛：蓬莪茂、干漆各二两，研为末，每次用酒送服二钱。腰痛则用核桃酒送服。

·气短不接，用正元散，兼治滑泄及小便热：蓬莪茂一两、金铃子（去核）一两，共研为末，加入蓬砂一钱，炼过研细。每次空腹用温酒或盐汤送服二钱。

活血美容的中药名花

红花

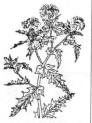

草部·隰草类 活血调经药

又名：红蓝花、黄蓝。初生的嫩叶、苗都可以食用。它的叶像小蓟叶，在五月开花，花像大蓟花，为红色。

【功效】活血通经，祛瘀止痛。

◆形态特征

茎直立，上部分枝，光滑无毛。叶革质，基部无柄。头状花序，花为红色或橘红色。

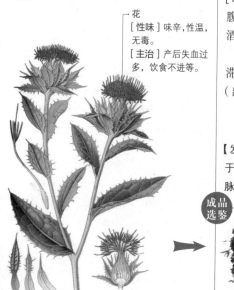

花
[性味]味辛,性温,无毒。
[主治]产后失血过多，饮食不进等。

◆药用部分

花

[性味]味辛，性温，无毒。

[功能主治]治产后失血过多，饮食不进，腹内恶血不尽绞痛，胎死腹中，用红花和酒煮服。也治蛊毒。(出自《开宝本草》)

红花本行血之药也，血晕解、留滞行，即止，过用能使血行不止而毙。(出自《本草经疏》)

多用破积血，少用养血。(朱震亨)

活血润燥，止痛散肿，通经。(李时珍)

【发明】李时珍说：血生于心包，藏于肝，属于冲任。红花汁与之同类，所以能行男子血脉，通女子经水。多用则行血，少用则养血。

成品选鉴

筒状花缩弯曲，成团或散在，质柔软。气微香，味微苦。以花冠长、色红、鲜艳、质柔软无枝刺者为佳。

主要药用部分

花

◆实用妙方

·风疾兼腹内血气痛：红花一大两，分作四份。取一份，加酒一升，煎取一盏半，一次服下。如不止，再服。

·肿疾：红花熟捣取汁服。

·喉痹壅塞不通：将红花捣烂，取汁一升服下，以病愈为度。如在冬天没有新鲜的花，可用干花浸湿绞汁煎服。

活血祛瘀的妇科第一药

益母草

草部·隰草类 | 活血调经药

益母草别名茺蔚。它对妇人有益，还能明目益精，所以有益母、益明的名称。其茎像方麻，所以又叫它野天麻。

【功效】活血调经，利水消肿，清热解毒。

◆药用部分

益母草茎、叶、苗、花、根

[性味] 茎、叶：味辛、微苦。花：味微苦、甘。根：味甘。性均微寒，无毒。

[功能主治] 治疹麻疹，可做汤洗浴。（出自《神农本草经》）

捣汁服用，治浮肿，能利水。消恶毒疔肿、乳痈丹游等毒，都可用益母草茎叶外敷。另外，服汁可下死胎，疗产后血胀闷。将汁滴入耳内，治聤耳。捣碎外敷可治蛇虫毒。（苏恭）

用来做驻颜的药，可令人容颜光泽，除粉刺。（陈藏器）

活血破血，调经解毒。治流产及难产，胎盘不下，产后大出血、血分湿热、血痛，非经期大出血或出血不断，尿血、泄血，疳痢痔疾，跌打后内伤瘀血，大、小便不通。（李时珍）

益母草子

[修治] 李时珍说：凡用，微炒香，也可以蒸熟，放烈日下晒干，舂簸去壳，取仁使用。

[性味] 味辛、甘，性微温，无毒。

[功能主治] 主明目益精，除水气，久服轻身。（出自《神农本草经》）

疗血逆高热、头痛心烦。（出自《名医别录》）

治产后血胀。（出自《日华子诸家本草》）

春取仁生食，能补中益气，通血脉，增精髓，止渴润肺。（吴瑞）

治风解热，顺气活血，养肝益心，安魂定魄，调妇女经脉，治非经期大出血或出血不断、产后胎前各种病。长期服用令妇女有孕。（李时珍）

【发明】李时珍说：益母草味甘微辛，性温，属阴中之阳，是手足厥阴经的主药。益母草开白花的入气分，开紫花的入血分。治疗妇女经脉不调及胎产一切血气诸病。

◆医家名论

李时珍说：益母草在近水湿处生长繁茂。初春生苗，像嫩蒿，到夏天长成三四尺高，茎是方的，像麻黄茎。它的叶子像艾叶，但叶背为青色，一梗有三叶，叶子有尖尖的分叉。此草一节一寸左右，节节生穗，丛簇抱茎。四五月间，穗内开小花，花为红紫色，也有淡白色的。每个花萼内有细子四粒，大小像茼蒿子，有三棱，为褐色。其草生长期间有臭气，夏至后即枯萎，根为白色。

使用禁忌

阴虚血少者忌服。血气素虚兼寒及滑陷不固者，皆非所宜。

◆形态特征

茎上部多分枝，表面青绿色，断面中部有髓。叶交互对生，有柄；叶片青绿色，质鲜嫩，揉之有汁；下部茎生叶掌状 3 裂，上部叶羽状裂成 3 片，少数有锯齿。气微，味微苦。

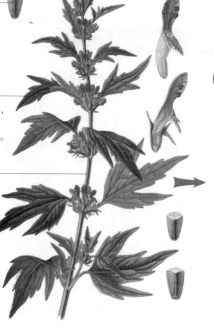

子
[性味] 味辛、甘，性微温，无毒。
[主治] 主明目益精，除水气，久服轻身等。

叶
[性味] 味辛、微苦，性微寒。
[主治] 治荨麻疹等。

茎
[性味] 味辛、微苦，性微寒。
[主治] 治荨麻疹等。

产地分布
分布广泛，主要集中在陕西、甘肃、新疆等地。

成熟周期
3月长苗
6月开花
7月结果
9月采收

成品选鉴

茎表面灰绿色或黄绿色；体轻，质韧，断面中部有髓。叶片灰绿色，多皱缩、破碎，易脱落。小花淡紫色。

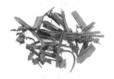

主要药用部分

全株

◆实用妙方

· 带下赤白：益母草开花时采，将其捣为末，每次服二钱，饮前用温汤送下。

· 做洗浴汤：新生小儿，取益母草五两煎水洗浴，可预防疮、疥。

· 赤白杂痢，用二灵散：益母草（晒干）、陈盐梅（烧存性）等分，研为末，每次服三钱，白痢用干姜汤送服，赤痢用甘草汤送服。

· 痔疮便血：取益母草叶捣汁服。

中药趣味文化

益母草的来历

从前有一个叫茺蔚的人，他的母亲在生他的时候落下了「月子病」。茺蔚长大了就开始为母亲问病求药。一位老僧被他的孝心感动，送了他四句诗：「草茎方茎似黄麻，花生节间节生花，三棱黑子叶似艾，能医母疾效可夸。」茺蔚跋山涉水，终于在河岸边找到了这种开满紫红色小花的植物，带回家中给母亲煎汤服用。母亲的病很快就好了。于是人们就把这种草药取名益母草，它的种子就叫作茺蔚子了。

长在石头上的跌打损伤药

骨碎补

草部·石草类 | **活血疗伤药**

又名：猴姜、胡孙姜、石毛姜等。唐代皇帝以其主伤折，补骨碎，所以命名骨碎补。江西人叫它胡孙姜，是因为它的外形。

【功效】补肾强骨，续伤活血。

◆药用部分

骨碎补根

[修治] 采来骨碎补，用铜刀刮去黄赤毛，细切，用蜜拌润，入甑中蒸一日，晒干用。如急用只焙干，不蒸也可以。

[性味] 味苦，性温，无毒。

[功能主治] 破血止血，补伤折。（出自《开宝本草》）

主骨中毒气、风血疼痛，补五劳六极，疗足手不收、上热下冷。（甄权）

治恶疮，蚀烂肉，杀虫。（出自《日华子诸家本草》）

能不使郁结者留滞，不使流动者妄行，而补其伤折，如未尝伤折也。（出自《本经续疏》）

疗骨中邪毒，风热疼痛，或外感风湿，以致两足痿弱疼痛。（出自《本草正》）

虽与补骨脂相似，然总不如补骨脂性专固肾通心，而无逐瘀破血之治也。（出自《本草求真》）

研末，夹猪肾中煨，空腹食，治耳鸣，及肾虚久泄，牙疼。（李时珍）

【发明】李时珍说：骨碎补是足少阴药，所以能入骨，治牙痛及久泄痢。因肾主二便，久泄必肾虚，不能单从脾胃来治疗。

◆医家名论

《本草纲目拾遗》载：骨碎补，本名猴姜，以其主伤折、补骨碎，故命此名。或作骨碎布，讹矣。江西人呼为胡姜，象形也。岭南虔、吉州亦有之。叶似石韦，而一根，余叶生于木。

李时珍说：骨碎补的根扁长，略像姜。它的叶有桠缺，很像贯众叶，说它像石韦叶，是不对的。

苏颂说：淮、浙、陕西、夔珞州郡都有骨碎补。它生长在木或石上，多在背阴处，引根成条，上有黄赤毛及短叶附着。又抽大叶成枝。叶面是青绿色，有青黄点；叶背面是青白色，有赤紫点。骨碎补春天生叶，到冬天则干黄。它没有花实，采根入药。

《日华子诸家本草》载：猴姜，是树上寄生草，苗似姜，细长。

《开宝本草》载：骨碎补，生江南。根着树石上，有毛。

使用禁忌

血虚风燥，血虚有火，血虚挛痹者，俱禁用之。无瘀血者慎用。牙痛属实火者忌用。不宜与风燥药同用。忌羊肉、羊血、芸薹菜。

◆形态特征

　　为蕨类植物。根状茎肉质粗壮，长而横走，密被棕黄色、线状凿形鳞片。叶禾秆色或灰褐色，卵形，边缘羽状浅裂，两面均无毛，叶脉显著。孢子囊群圆形，黄褐色。

产地分布
分布于青海、甘肃、陕西、四川、云南等地。

成熟周期
6、7月采收

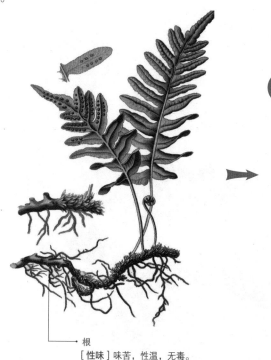

根
[性味] 味苦，性温，无毒。
[主治] 破血止血，补伤折等。

成品选鉴

　　呈扁平长条状，多弯曲，有分枝。表面密被深棕色至暗棕色的小鳞片，柔软如毛，经火燎者呈棕褐色，两侧及上表面均具凸起或凹下的圆形叶痕。

主要药用部分

根

◆实用妙方

· **虚气攻牙，齿痛出血**：骨碎补二两，用铜刀锉细，入瓦锅中慢火炒黑，研为末，常用来擦齿，吐出或咽下均可。

· **肠风失血**：骨碎补烧存性五钱，用酒或米汤送服。

中药趣味文化

神农氏与「猴姜」

　　一天，神农氏在悬崖上采药，不慎从崖上掉下来，摔骨折了。尽管神农氏会采药治病，但此时却是「医家难医己」。凄凉之际，一群猴子来到神农氏身边，面带怜悯，每只猴子都拿着一块药根，根上长着金黄色的绒毛。猴子将药根送给神农氏，他接过一尝，吞咽了一些药汁，又将嚼烂的药渣敷在伤口处。顿时，伤腿疼止肿消，骨骼恢复了，神农氏便将其命名为「骨碎补」。又因是猴子献的灵药，别名是猴子献的灵药，又因它是猴子献的灵药，别名是「猴姜」。

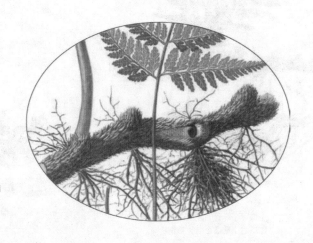

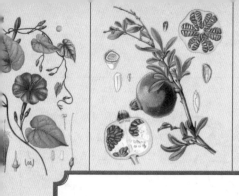
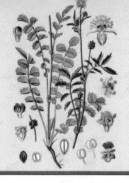
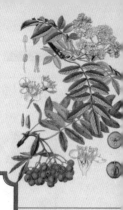
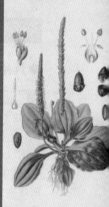
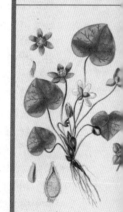

第八章

化痰止咳平喘药

●化痰止咳平喘药是以祛痰、消痰、制止和减轻咳嗽、气喘为主要作用的一类中药。可分为温化寒痰药、清化热痰药和止咳平喘药三类。其中温化寒痰药主要用于寒痰、湿痰犯肺所致的喘咳痰多，常用药有半夏、天南星、白前等；清化热痰药主要用于热痰壅肺所致的痰多咳喘，常用药有前胡、贝母、桔梗等；止咳平喘药主要用于各种原因引起的咳喘症，常用药有款冬花等。

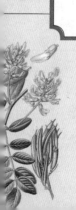
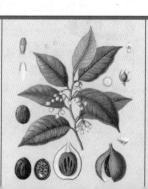
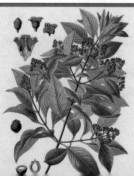
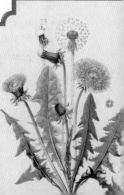

养胃健脾，化痰能力极佳

半夏

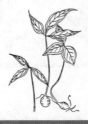

草部·毒草类 | 温化寒痰药

又名：守田、水玉、地文、和姑。《礼记·月令》中说，五月半夏生，正值夏天过半，故名。守田是会意得名，水玉是因外形而得名。

【功效】燥湿化痰，降逆止呕，消痞散结。

◆药用部分

半夏根（今指块茎）

[性味] 味辛，性平，有毒。

王好古说：半夏辛厚苦轻，为阳中之阴。入足阳明、太阴、少阳三经。

[功能主治] 主伤寒寒热，心下坚，胸胀咳逆，头眩，咽喉肿痛，肠鸣，能下气止汗。（出自《神农本草经》）

消心腹胸膈，痰热满结，咳嗽上气，心下急痛坚痞，时气呕逆。消痈肿，疗痿黄，悦泽面目，堕胎。（出自《名医别录》）

消痰，下肺气，开胃健脾，止呕吐，去胸中痰满。生半夏：摩痈肿，除瘤瘿气。（甄权）

治吐食反胃，霍乱转筋，肠腹冷，痰疟。（出自《日华子诸家本草》）

治寒痰，及形寒饮冷伤肺而咳，消胸中痞，膈上痰，除胸寒，和胃气，燥脾湿，治痰厥头痛，消肿散结。（张元素）

治眉棱骨痛。（朱震亨）

补肝风虚。（王好古）

除腹胀，疗目不得瞑，白浊梦遗带下。（李时珍）

主胃冷，呕哕。（出自《本草图经》）

治寒痰及形寒饮冷伤肺而咳，大和胃气，除胃寒，进饮食。治太阴痰厥头痛，非此不能除。（出自《医学启源》）

燥胃湿，化痰，益脾胃气，消肿散结，除胸中痰涎。（出自《主治秘要》）

【发明】李时珍说：脾无留湿不生痰，故脾为生痰之源，肺为贮痰之器。半夏能主痰饮及腹胀，是因为其体滑而味辛、性温。涎滑能润，辛温能散亦能润，所以行湿而通大便，利窍而泄小便。

◆医家名论

李时珍说：将半夏洗去皮垢，用汤泡浸七日，每天换汤，晾干切片，用姜汁拌焙入药。或研为末，以姜汁入汤浸澄三日，沥去涎水，晒干用，称半夏粉。或研末以姜汁和成饼，晒干用，叫作半夏饼。

张元素说：热痰佐以黄芩同用，风痰佐以南星同用，寒痰佐以干姜同用，痰痞佐以陈皮、白术同用。半夏多用则泻脾胃。各种血证及口渴者禁用，因其燥津液。孕妇不能用，用生姜则无害。

使用禁忌

一切血证及阴虚燥咳、伤津口渴者忌服。孕妇禁用。恶皂荚。畏雄黄、生姜、干姜、秦皮、龟甲。反乌头。

◆形态特征

地下块茎球形，叶基生，叶片掌状三出，在叶柄或小叶分枝处着生珠芽，可作繁殖材料。由块茎生出的植株可抽出花茎。肉穗花序，外具有佛焰苞。浆果嫩时绿色，熟时红色。

产地分布
广泛分布于长江流域，以及东北、华北地区。

成熟周期
3月栽种
5月开花
9月采收

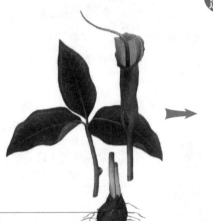

成品选鉴

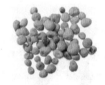

呈类球形，表面白色或浅黄色，顶端有凹陷的茎痕，下面钝圆。

主要药用部分

块茎

块茎

[性味]味辛，性平，有毒。

[主治]主伤寒寒热，心下坚，胸胀咳逆等。

◆实用妙方

·风痰湿痰，用青壶丸：半夏一斤，天南星半两，分别泡汤，晒干研为末，用汁和成饼，焙干，再加入神曲半两，白术末四两，枳实末二两，用姜汁、面调末糊成梧桐子大的丸子。每服五十丸，姜汤下。

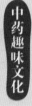

中药趣味文化

酷似小蒜的半夏

很久以前，有个姓胡的樵夫，一日砍柴回家吃晚饭，谁知一碗饭尚未下肚，突然口吐白沫，倒地而亡。知县认为是其妻胡氏下的毒，把她抓进了大牢。王知府觉得疑点很多，决定重审此案。由于胡樵夫家里很穷，那天吃的是小女儿挖来的『野小蒜』。于是，王知府要小女孩再挖来一篮，却发现是比野小蒜叶片稍宽，根茎略大的野草。一个犯了死罪的囚犯吃下后当场丧命。王知府根据这种野草的生长季节，将它取名为『半夏』。

半身不遂患者的救星

天南星

草部·毒草类　　　温化寒痰药

又名：虎膏、鬼蒟蒻。古方多用虎掌，没有说到天南星。南星之名出自唐人治中风痰毒的方中，后人遂采用此名。称虎掌，是因叶的形状像虎掌。称南星，因根圆白，形如老人星状。

【功效】祛风止痉，化痰散结。

◆形态特征

天南星属木本植物。块茎扁球形，叶片为鸟足状，暗绿色，叶柄圆柱形，花序为苍白色，果实熟后即变为黄色。

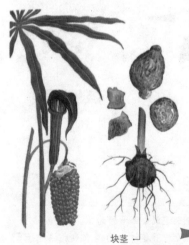

块茎
[性味] 味苦, 性温, 有大毒。
[主治] 治心痛, 寒热结气等。

◆药用部分

天南星块茎

[性味] 味苦，性温，有大毒。

《日华子诸家本草》载：畏附子、干姜、生姜。

李时珍说：虎掌得防风则不麻，得牛胆则不燥，得火炮则不毒。生能伏雄黄、丹砂、焰消。

[功能主治] 治心痛，寒热结气，积聚伏梁，伤筋痿拘缓。能利水道。（出自《神农本草经》）

除阴部湿，止风眩。（出自《名医别录》）

主治疝气肿块、肠痛，伤寒时疾，能强阴。（甄权）

主中风麻痹，能除痰下气，利胸膈，攻坚积，消痈肿，散血堕胎。（出自《开宝本草》）

成品选鉴

呈扁平而不规则的类圆形，表面淡黄色或淡棕色，每一块茎中心都有一茎痕，周围有点状须根痕。质坚实而重，断面不平坦，色白，粉性。气微，味辣，有麻舌感。

主要药用部分

块茎

◆实用妙方

·口眼歪斜：天南星（生）研为末，用自然姜汁调匀。病在左侧，敷右侧；病在右侧，敷左侧。

·风痰咳嗽：大天南星一枚，炮裂研成末。每取一钱，加水一盏，姜三片，煎成五分，温服，早、中、晚各一次。

止咳平喘，寒证热证都适用

白前

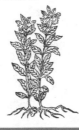

又名：石蓝、嗽药。主产于浙江、安徽。一般八月挖其根阴干入药。它与白薇很像，但白薇柔软能弯曲，白前则坚硬且直，容易折断，可以用这个区别来判断二者。

【功效】泻肺降气，下痰止嗽。

草部·山草类　｜　温化寒痰药

◆形态特征

多年生草本。根茎匍匐，茎直立，下部木质化。单叶对生，具短柄。

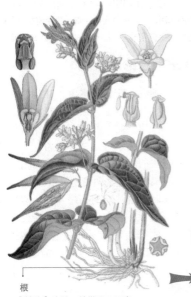

根
[性味] 味甘，性微温，无毒。
[主治] 治胸胁满闷、咳嗽上气、呼吸欲绝。

◆药用部分

白前根

[性味] 味甘，性微温，无毒。

[功能主治] 治胸胁满闷、咳嗽上气、呼吸欲绝。（出自《名医别录》）

治一切气分疾病，肺气烦闷，贲豚肾气。（出自《日华子诸家本草》）

能降气祛痰。（李时珍）

主上气冲喉中，呼吸欲绝。（出自《新修本草》）

泻肺。（出自《本草备要》）

【发明】寇宗奭说：白前能降肺气，治咳嗽多用，以温性药相佐同用效果更好。

李时珍说：白前色白而味微辛甘，为手太阴经之药。它长于降气，肺气壅塞有痰的人适宜使用。如果是肺虚而长叹气者，不可用。

成品选鉴

圆柱形，有分枝，表面黄白色至黄棕色，具细纵皱纹，节明显，顶端有数个残茎，质脆易断，断面中空或有膜质髓，质脆，断面白色。气微味苦。

主要药用部分

根

◆实用妙方

·**久嗽咳血**：用白前、桔梗、桑白皮各三两（炒过），炙甘草一两，加水六升，煮成一升，分三次服。忌食猪肉、白菜。

·**久咳喉中有声，不能安睡**：取白前焙干捣为末，每次用温酒送服二钱。

降气散风邪，化痰通五脏

前胡

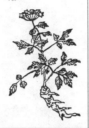

草部·山草类 　清化热痰药

前胡苗高二尺，色似斜蒿，叶如野菊而细瘦，嫩时可食，秋月开黪白花，其根皮黑肉白，有香气。二月、八月采根晒干。

【功效】散风清热，降气化痰。

◆药用部分

前胡根

[修治] 先用刀刮去表面苍黑的皮和髭土，细锉，用甜竹沥浸泡，使其润，然后放太阳下晒干用。

[性味] 味苦，性微寒，无毒。

徐之才说：与半夏相使，恶皂荚，畏藜芦。

[功能主治] 主痰满，疗胸胁痞塞，心腹气滞，风邪头痛，去痰实，下气，治伤寒寒热，能推陈致新，明目益精。(《名医别录》)

单独煮服，能祛热实，及时行邪气所致的内外俱热。(甄权)

治一切气，破癥结，开胃下食，通五脏；主霍乱转筋，骨节烦闷，反胃呕逆，气喘咳嗽；能安胎，疗小儿一切疳气。(出自《日华子诸家本草》)

能清肺热，化痰热，散风邪。(李时珍)

散风寒、净表邪、温肺气、消痰嗽。(出自《本草汇言》)

散风驱热，消痰下气，开胃化食，止呕定喘，除嗽安胎，止小儿夜啼。(出自《本草通玄》)

主疗痰满胸胁中痞、心腹结气、风头痛，祛痰实，下气。治伤寒寒热，推陈致新，明目益精。(出自《名医别录》)

【发明】李时珍说：前胡味甘、辛，性微平，为阳中之阴药，主降。它是手足太阴、阳明经主药，与柴胡纯阳上升入少阳、厥阴经不同。前胡的作用在于降气，所以能治痰热喘咳、痞满呕逆等症。气降则火降，痰亦降，故有推陈致新的作用，为治痰气要药。陶弘景说前胡与柴胡治疗的病证虽然相同，但归经、主治则不同。

◆医家名论

苏颂说：它春天生苗，青白色像斜蒿。初生时有白茅，长三四寸，味道很香美，又像芸蒿。前胡七月里开白花，与葱花相似；八月结实；根为青紫色。前胡与柴胡相似，但柴胡赤色而脆，前胡黄而柔软，这是两者不同的地方。

李时珍说：前胡有好几种，但只以苗高一二尺，色似斜蒿，叶如野菊而细瘦，嫩时可食，秋季开黪白色花，像蛇床子花，其根皮黑、肉白，有香气的为真品。一般以北方所产的为好，故方书中称北前胡。

使用禁忌

气虚血少之病不可用。凡阴虚火炽，煎熬真阴，凝结为痰而发咳喘；真气虚而气不归元，以致胸胁逆满；因阴血虚而头痛；内热心烦，外现寒热等症状都禁用。

◆形态特征

主根棕褐色，有浓郁的香气；茎圆柱状，具纵条纹，下部紫色，光滑，上部被毛。叶片呈枫叶形，边缘有规则的锯齿，叶脉明显。花秋季开放，淡黄色，细小，复伞形花序。

根
[性味] 味苦，性微寒，无毒。
[主治] 主痰满，疗胸胁痞塞，心腹气滞等。

产地分布
主要分布在浙江、贵州、湖南、四川、江苏等地。

成熟周期
11月栽种 次年8月开花 次年10月采收

成品选鉴

表面黑褐色或灰黄色，质较柔软，干者质硬，断面不整齐，淡黄白色，皮部散有多数棕黄色油点。气芳香，味微苦、辛。

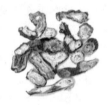

主要药用部分

根

◆实用妙方

· 小儿夜啼：取前胡捣碎过筛，用蜜调做成如小豆大的药丸，每天用温水送服一丸，服五六丸，以病愈为止。

· 治肺热咳嗽，气喘不安：前胡一两半，贝母、白前各一两，麦门冬一两半，枳壳一两，芍药、麻黄各一两半，大黄一两。细切，如麻豆。每服三钱，以水一盏，煎取七分，去滓，食后温服，每日两次。

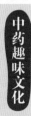

中药趣味文化

前胡的品类考证

柴胡赤色而脆，前胡黄而柔软，不同尔。一说今诸方所用前胡皆不同京师北地者，色黄白，枯脆绝无气味。江东乃有三四种，一种类当归，皮斑黑，肌黄面脂润，气味浓烈；一种色理黄白似人参而细短，气味都微；又有如草乌头，肤黑而坚，有两三歧为一本者，食之亦戟人咽喉，中破以姜汁渍捣服之，甚下膈解痰实，然皆非真前胡也。今最上者出吴中。又寿春生者，皆类柴胡而大，气芳烈，味亦浓苦，疗痰下气，最胜诸道者。

止咳消痰的药中之宝

贝母

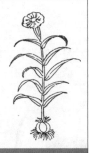

草部·山草类　　清化热痰药

又名：勤母、苦菜、苦花、空草、药实。此草外形像聚贝子，所以名贝母。苦菜、药实与野苦荬、黄药子同名。

【功效】清热润肺，化痰止咳。

◆药用部分

贝母根（今指鳞茎）

[性味] 味辛，性平，无毒。

徐之才说：与厚朴、白薇相使，恶桃花，畏秦艽、莽草，反乌头。

[功能主治] 主伤寒烦热，小便淋沥，邪气疝瘕，喉痹乳难，破伤风。（出自《神农本草经》）

疗腹中结实、心下满，洗邪恶风寒，治目眩项直、咳嗽，能止烦热渴，发汗，安五脏，利骨髓。（出自《名医别录》）

能消痰，润心肺。将其研末与砂糖做成丸，含服，能止咳。烧灰用油调敷，疗人畜恶疮，有敛疮口的作用。（出自《日华子诸家本草》）

主胸胁逆气，时疾黄疸。研成末用来点眼，可去肤翳。用七枚贝母研末用酒送服，治难产及胞衣不出。与连翘同服，主项下瘤瘿。（甄权）

能散心胸郁结之气。（出自《本草别说》）

治虚劳咳嗽，吐血咯血，肺痿肺痈，妇人乳痈、痈疽及诸郁之证。（出自《本草会编》）

降胸中因热结脚及乳痈流痰结核。（出自《本草正》）

疗肿瘤疡，可以托里护心，收敛解毒。（出自《本草述》）

桔梗、贝之苦辛，用以下气。（成无己）

主治郁痰、虚痰、热痰及痰中带血，虚劳咳嗽，胸膈逆气，烦渴热甚。用疗肺痿、肺痈、瘿瘤痰核、痈疽疮毒。善调脾气，治胃火上炎，冲逼肺金，致痰嗽不止。（出自《药品化义》）

开郁、下气、化痰之药也。润肺消痰，止咳定喘。（出自《本草汇言》）

【发明】陈承说：贝母能散心胸郁结之气。王好古说：贝母是肺经气分之药。张仲景治疗寒实结胸，外无热证的患者，用三物小陷胸汤，也可以用泻白散，因其方中有贝母。成无己说过，辛味散而苦味泄，桔梗、贝母都有苦辛之味，用来下气。

◆医家名论

《名医别录》载：贝母生于晋地，十月采根晒干。

苏颂说：河中、江陵府、郓、寿、随、郑、蔡、润、滁州都有贝母。它二月长苗，茎细，色青。叶青像荞麦叶，随苗长出。七月开碧绿色花，形如鼓子花。八月采根，根有瓣子，为黄白色，像聚贝子。

使用禁忌

寒湿痰及食积痰火作嗽，湿痰在胃恶心欲吐，痰饮作寒热，脾胃湿痰作眩晕及痰厥头痛，中恶呕吐，胃寒作泄禁用。恶桃花。畏秦艽、矾石、莽草。反乌头。

◆形态特征

贝母（此处指川贝母）为多年生草本，鳞茎球形或圆锥形，茎直立，单一，无毛。叶条形或条状披针形，先端急尖，不卷曲。花单生于茎顶，深黄色，有黄褐色小方格。蒴果长圆形，具6棱，棱上的翅很窄。

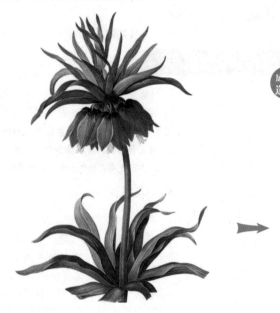

产地分布
主要分布在四川、云南、陕西、甘肃等地。

成熟周期
3月长苗
7月开花
9月采收

成品选鉴

类圆锥形或心脏形，表面类白色。顶端较尖，中间微凹入，光滑。质硬而脆，断面白色，粉性。气微，味微苦。

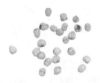

主要药用部分

鳞茎

◆实用妙方

· 化痰止咳，消食除胀：贝母去心一两，姜制厚朴半两，蜜调做成如梧桐子大的丸子，每次用白开水送服五十九。

· 小儿百日咳：贝母五钱、甘草（半生半炙）二钱，研为末，加砂糖做成芡子大的丸子，每次用米汤化服一九。

· 孕妇咳嗽：贝母去心，用麸炒黄研成末，加砂糖搅拌做成芡子大的药丸，每次含咽一九。

· 小儿鹅口疮：贝母去心研成细末，每取半钱，加水五分、蜜少许，煎三沸，用药汁涂抹患处。

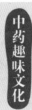

中药趣味文化

贝母的由来

从前有个身体虚弱的妇人，她的孩子生下来不久就天折了，连生两胎都是这样。一直都没有大夫能治好她的病。后来有个大夫给开了一味药，让妇人每天煎汤喝。喝了三个月，妇人再次怀孕并生下一个健康的婴儿。这次孩子没有死，产妇也很安全，家人把这个孩子当宝贝一样，所以人们据此就把这味药叫作「贝母」了。

餐桌上的宣肺祛痰药

桔梗

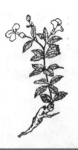

又名：白药、梗草。此草之根结实而梗直，所以叫桔梗。开暗蓝色或蓝白色花，根可入药，有止咳祛痰、排脓等作用。

【功效】宣肺利咽，祛痰排脓。

草部·山草类　　清化热痰药

◆药用部分

桔梗根

[修治] 李时珍说：只刮去桔梗根表面的浮皮，用米泔水浸一夜，切片微炒后入药用。

[性味] 味辛，性微温，有小毒。

李时珍说：应当是味苦、辛，性平为妥。

徐之才说：桔梗节皮相使，畏白及、龙眼、龙胆草，忌猪肉。与牡蛎、远志同用，治疗恚怒。与消石、石膏同用，治伤寒。

[功能主治] 主治胸胁疼痛如刀刺，腹满肠鸣，惊恐悸气。（出自《神农本草经》）

利五脏肠胃，补血气，除寒热风痹，温中消谷，疗咽喉痛，除蛊毒。（出自《名医别录》）

治下痢，破血行气，消积聚、痰涎，去肺热气促嗽逆，除腹中冷痛，主中恶以及小儿惊痫。（甄权）

下气，止霍乱抽筋，心腹胀痛。补五劳，养气，能除邪气，辟瘟，破癥瘕、肺痈，养血排脓，补内漏，治喉痹。（出自《日华子诸家本草》）

利窍，除肺部风热，清利头目，利咽喉。治疗胸膈滞气及疼痛。除鼻塞。（张元素）

治口舌生疮、目赤肿痛。（李时珍）

利胸膈，治咽喉气壅及痛，破滞气及积块，除肺部风热，清利头目，利窍。（李杲）

【发明】朱震亨说：干咳为痰火之邪郁在肺中，宜用苦桔梗开郁。痢疾腹痛为肺气郁在大肠，也宜先用苦桔梗开郁，后用治痢药。

◆医家名论

陶弘景说：荠苨叶和桔梗叶很像，但荠苨叶下光滑润泽无毛，且不像人参叶那样对生。这是它们相区别的地方。

苏颂说：到处都有桔梗。它的根像小指般大小，黄白色，春季长苗，茎高一尺多，叶像杏叶，呈长椭圆形，四叶对生，嫩时也可煮来食用。夏天开紫碧色小花，很像牵牛花，秋后结子。八月采根，根为实心。如果无心的是荠苨。关中产的桔梗，根是黄皮，像蜀葵根；茎细，色青；叶小，青色，像菊叶。

《新修本草》载：人参苗似五加阔短，茎圆，有三四桠，桠头有五叶。陶引荠苨乱人参，谬矣。且荠苨、桔梗，又有叶差互者，亦有叶三四对者，皆一茎直上，叶既相乱，唯以根有心无心为别尔。

使用禁忌

阴虚久嗽不宜用，以其通阳泄气也。气逆及咯血者忌服。下虚及怒气上升者不宜。

◆形态特征

多年生草本，全株光滑无毛。茎直立，折断有汁液。叶片长卵形。根粗大肉质，圆锥形或有分叉，外皮黄褐色。开蓝紫色或蓝白色花。蒴果卵形，熟时顶端开裂。

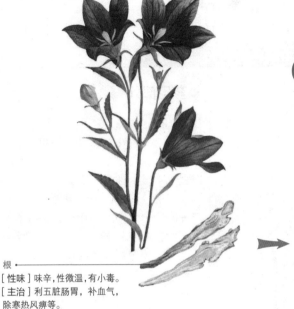

根 ►
[性味] 味辛，性微温，有小毒。
[主治] 利五脏肠胃，补血气，除寒热风痹等。

产地分布
主要分布于安徽、江苏、湖北、河南等地。

成熟周期
7月开花
8月结果
9月采收

成品选鉴

外皮表面黄棕色，具纵扭皱沟。质脆，断面不平坦，木部淡黄白色。无臭，味微甜后苦。

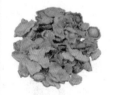

主要药用部分

根

◆实用妙方

· 胸满不痛：桔梗、枳壳等分，加水二盅，煎取一盅，温服。

· 伤寒腹胀，为阴阳不和所致，用桔梗半夏汤：用桔梗、半夏、陈皮各三钱，生姜五片，加水二盅，煎取一盅服用。

· 虫牙肿痛：用桔梗、薏苡等分，研为末，内服。

· 肺痈咳嗽：桔梗一两，甘草二两，水三升煮为一升，分温再服。

中药趣味文化

桔梗与爱情的传说

在朝鲜，相传有一位漂亮的姑娘名字叫桔梗，她和她的恋人青梅竹马，两情相悦。然而地主却来抢桔梗抵债，她的恋人失手把地主杀了，被关入监牢。桔梗姑娘十分悲伤，茶饭不思，很快就病倒了。她临死之前要求家人把她葬在青年砍柴必经的山路上。第二年春天，在她的坟上开出一种紫色的小花，它的根吃起来甜甜的，就像桔梗姑娘曾经甜蜜的爱情。人们叫它『桔梗花』，并编成歌谣传唱，赞美美好的爱情。

久咳不愈用款冬

款冬花

草部·隰草类 　止咳平喘药

又名：款冻、颗冻、氐冬、钻冻、菟奚、橐吾、虎须。百草中只有它不畏冰雪，最先发芽，春天人们采来代替蔬菜。

【功效】润肺下气，止咳化痰。

◆形态特征

多年生草本。根状茎横生地下，褐色。早春花叶抽出数个花葶，高5—10厘米，头状花序，花冠黄色。

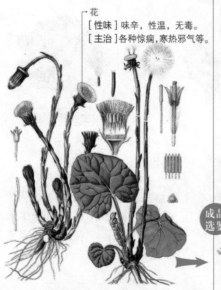

花
[性味]味辛，性温，无毒。
[主治]各种惊痫，寒热邪气等。

◆药用部分

款冬花花蕾

[修治] 寇宗奭说：如果入药，须用微见花的为好。

[性味] 味辛，性温，无毒。

[功能主治] 主咳嗽上气，哮喘，喉痹，及各种惊痫寒热邪气。（出自《神农本草经》）

治消渴，喘息呼吸。（出自《名医别录》）

疗肺气心促急，热劳咳、咳声不断，涕唾黏稠，肺痿肺痈，吐脓血。（甄权）

润心肺，益五脏，除烦消痰，清肝明目，治中风等疾病。（出自《日华子诸家本草》）

【发明】苏颂说：《神农本草经》载款冬花主治咳逆，古今方中多用来温肺治嗽。

成品选鉴

本品呈长圆棒状。外被紫红色或淡红色鱼鳞状苞片，内为白色絮状茸毛。体轻，气香，味微苦而辛。

主要药用部分

花

◆实用妙方

·咳嗽痰中带血：款冬花、百合，蒸后焙，等分为末，加蜜做成龙眼大的丸子，每天临睡时嚼服一丸，姜汤送下。

·治久嗽不止：紫菀一两，款冬花一两。上药粗捣罗为散，每服三钱，姜三片，乌梅一个，煎汤调下。

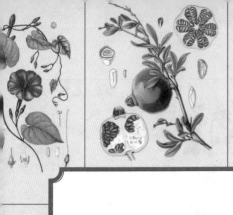
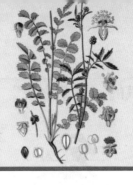
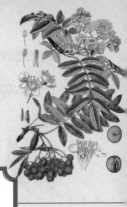
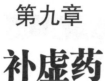
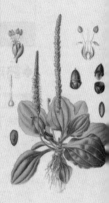

第九章

补虚药

●凡能补虚扶弱，扶助正气，增强体质，提高抗病能力，纠正人体气血阴阳不足的病理倾向，治疗虚证的药物，称为补虚药，也叫补养药或补益药。根据性能、功效及适应证的不同，分为补气药，如人参、黄芪；补阳药，如肉苁蓉、杜仲；补阴药，如石斛、黄精、枸杞、麦门冬；补血药，如当归、地黄、龙眼等。补虚药为虚证而设，身体健康，并无虚弱表现者，不宜滥用，以免导致阴阳平衡失调。

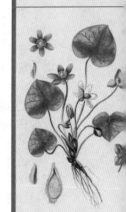
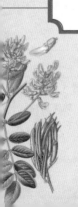
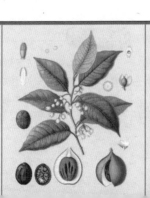
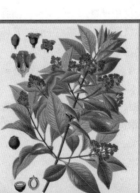
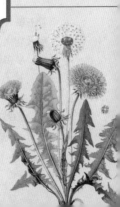

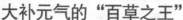

大补元气的"百草之王"

人参

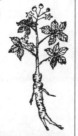

又名：黄参、血参、土精、地精。李时珍说，人参为五参之一，色黄属土而补脾胃，生阴血，故有黄参、血参的叫法。它吸收了土地的精华，所以又叫地精、土精。

草部·山草类 | **补气药**

【功效】大补元气，宁神益智，益气生津，补虚扶正。

◆药用部分

人参根

[性味] 味甘，性微寒，无毒。

张元素说：人参得升麻引用，补上焦之元气，泻肺中之火；得茯苓引用，补下焦之元气，泻肾中之火；得麦门冬则生脉；得干姜则补气。

李杲说：人参得黄芪、甘草，乃甘温除大热，泻阴火，补元气，又为疮家圣药。

朱震亨说：人参入手太阴经。与藜芦相反，服人参一两，入藜芦一钱，则人参功效尽废。

[功能主治] 补五脏，安精神，定魂魄，止惊悸，除邪气，明目益智。久服可轻身延年。（出自《神农本草经》）

治胃肠虚冷，心腹胀痛，胸胁逆满，霍乱吐逆。能调中，止消渴，通血脉，破坚积，增强记忆力。（出自《名医别录》）

主五劳七伤，虚损痰弱，止呕哕。补五脏六腑，保中守神。消胸中痰，治肺痿及痫疾、冷气逆上、伤寒不下食，凡体虚、梦多而杂乱者宜加用人参。（甄权）

消食开胃，调中治气，杀金石药毒。（出自《日华子诸家本草》）

治男女虚症，发热自汗，眩晕头痛，反胃吐食，疟疾，滑泻久痢，小便频数淋沥，劳

倦内伤，中风中暑，痿痹，吐血、咯血、下血、血淋、血崩，胎前产后诸病。（李时珍）

【发明】李杲说：人参性味甘温，能补肺中元气，肺气旺则四脏之气皆旺，精自生而形体自盛。张仲景说，病人汗后身热、亡血、脉沉迟，或下痢身凉，脉微血虚，都加用人参。古人治疗血脱用益气的方法，这是因为血不能自主，须用生阳气的药乃生，阳生则阴长，血才旺。

陶弘景说：人参为药中要品，与甘草同功。

◆医家名论

《名医别录》载：人参生长在上党山谷及辽东等地。在二、四、八月上旬采根，用竹刀刮去泥土，然后晒干，不能风吹。

李时珍说：秋冬季采挖的人参坚实，春夏季采挖的虚软。人参连皮的色黄润如防风，去皮的坚实色白如粉。假人参都是用沙参、桔梗的根来伪造的。沙参体虚无心而味淡，桔梗体实有心而味苦。人参则体实有心，味甘、微带苦味，余味无穷。

使用禁忌

不宜与藜芦、五灵脂同用。阴虚火旺吐血者慎用。若脾胃热实，肺受火邪，喘嗽痰盛，失血初起，胸膈痛闷，噎膈便秘，有虫有积者，皆不可用。

◆ 形态特征

多年生宿根草本，高 30 ～ 60 厘米。主根肥厚，肉质，黄白色，圆柱形或纺锤形。茎直立，圆柱形。复叶掌状，叶片椭圆形或微呈倒卵形，边缘有细锯齿。夏季开花，伞形花序，花瓣卵形，淡黄绿色。浆果扁圆形，成熟时鲜红色。

产地分布
主要分布在东北三省，包括辽宁省、吉林省和黑龙江省等。

成熟周期
6月开花
7月结果
9月采收

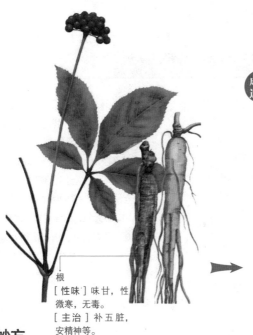

根
[性味]味甘，性微寒，无毒。
[主治]补五脏，安精神等。

成品选鉴

主根呈纺锤形或圆柱形，表面灰黄色，有疏浅断续的粗横纹及明显的纵皱，下部有支根 2 ～ 3 条，并有多数细长的须根，质较硬，香气特异，味微苦、甘。

主要药用部分

根

◆ 实用妙方

· 治中汤，即理中汤，用来治疗胸痹，心中痞坚，结胸，胁下逆气抢心：取人参、白术、干姜、甘草各三两，加水八升，煮取三升，每次服一升，每日三次，可随症加减。

· 四君子汤，用来治脾胃气虚，不思饮食，诸病气虚者：人参一钱，白术二钱，白茯苓一钱，炙甘草五分，生姜三片，大枣一枚，加水二杯，煎取一杯，饭前温服，随症加减。

· 开胃化痰：人参二两(焙)，半夏五钱(姜汁浸焙)，共研为末，面粉调糊做丸如绿豆大，每次姜汤送服三十至五十九。饭后服，每日三次。老少均宜。

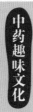

中药趣味文化

人参的故事

从前，有两兄弟进山打猎，没想到遇到了大雪封山，也没到山洞里。兄弟俩发现洞口长着一种植物，叶子不多，但它的根却很好，吃了不仅不饿，但他们没办法，就只好躲在山洞里。有吃的，还觉得浑身很暖和，有力气，但是多吃会流鼻血了。于是兄弟俩靠这种草根活了下来。弟俩见草根呈人形，又有活命之功，就给这种草取名为『人生』，后世的人们渐渐传成了『人参』。

五脏皆补的补气圣药

黄芪

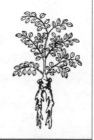

草部·山草类　补气药

又名：戴糁、戴椹、独椹、芰草、蜀脂、百本、王孙。芪，也作耆。李时珍说，耆，长的意思。黄耆色黄，为补药之长，故名。今通称为黄芪。

【功效】补气升阳，益卫固表，利水消肿，托疮生肌。

◆药用部分

黄芪根

[性味] 味甘，性微温，无毒。

《名医别录》载：白水芪性寒主补。

张元素说：黄芪味甘，性温或平。气薄味厚，可升可降，属阴中阳药，入手足太阴经气分，又入手少阳、足少阴命门。

徐之才说：与茯苓相使，恶龟甲、白鲜皮。

[功能主治] 主痈疽、烂疮日久，能排脓止痛。疗麻风病、痔疮、瘰疬，补虚，治小儿百病。（出自《神农本草经》）

治妇人子宫邪气，逐五脏间恶血，补男子虚损、五劳消瘦，止渴、腹痛泄痢。可益气，利阴气。（出自《名医别录》）

治虚喘、肾虚耳聋，疗寒热，治痈疽发背，内补。（甄权）

益气壮筋骨，生肌补血，破癥瘕。治瘰疬瘿瘤，肠风血崩，带下，赤白下痢，产前后一切病，月经不调，痰咳，头痛，热毒赤目。（出自《日华子诸家本草》）

治虚劳自汗，补肺气，泻肺火心火，固卫表，养胃气，去肌热及诸经疼痛。（张元素）

主治太阴疟疾，阳维的寒热病，督脉的气逆里急。（王好古）

黄芪茎叶

[功能主治] 疗渴以及筋挛，痈肿疽疮。（出自《名医别录》）

【发明】陶弘景说：黄芪产于陇西的温补，产于白水的冷补。又有红色的用作膏药，消痈肿。张元素说：黄芪甘温纯阳，功用有五，一补各种虚损，二益元气，三健脾胃，四祛肌热，五排脓止痛。活血生血，内托阴疽，为疮家圣药。又说：黄芪补五脏虚损，治脉弦自汗，泻阴火，祛虚热，无汗用之发汗，有汗用之则止汗。

◆医家名论

李时珍说：黄芪叶似槐叶但稍微要尖小些，又似蒺藜叶但略微宽大些，青白色。开黄紫色的花，大小如槐花。结尖角样果实，长约一寸。根长二三尺，以紧实如箭杆的为好。嫩苗可食用。收取它的果实，在十月下种，就像种菜一样。

苏颂说：河东、陕西州郡多有生长。八月中旬采挖它的根，其皮柔韧折之如绵，叫作绵黄芪。黄芪有白水芪、赤水芪、木芪几种，功用都差不多，但以白水芪力强。木芪短且纹理横生。

使用禁忌

肾病属阴虚，湿热、热毒炽盛者用黄芪一般会出现不良反应，应禁用。

◆形态特征

多年生草本。茎直立，上部有分枝。奇数羽状复叶互生，小叶片广椭圆形或椭圆形，下面被柔毛。总状花序腋生，花萼钟状，密被短柔毛，花冠黄色。荚果膜质，半卵圆形，无毛。

叶
[性味] 味甘，性微温，无毒。
[主治] 疗渴及筋挛，痈肿疽疮等。

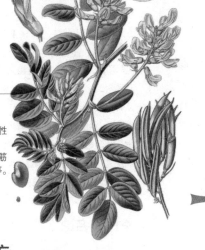

产地分布

主要分布于甘肃、黑龙江、宁夏以及内蒙等省区。

成熟周期

6月开花
9月采收

成品选鉴

根圆柱形，有的有分枝，上端较粗，略扭曲，长30～90厘米，直径0.7～3.5厘米。表面淡棕黄色至淡棕褐色，有不规则纵皱纹及横长皮孔，栓皮易剥落而露出黄白色皮部，有的可见网状纤维束。质坚韧，断面强纤维性。气微，味微甜，有豆腥味。

主要药用部分

根

◆实用妙方

· 小便不通：绵黄芪二钱，水二盏，煎成一盏，温服，小儿减半。

·酒后黄疸（心痛，足胫肿胀，小便黄，身上发赤、黑、黄斑，这是由大醉受风、入水所致）：取黄芪二两，木兰一两，共研为末，用温酒送服一方寸匕，每日三次。

·气虚所致小便混浊：盐炒黄芪半两，茯苓一两，共研为细末，每服一钱，白开水送服。

·肠风泻血：黄芪、黄连等分，研为细末，用面调糊做成丸，如绿豆大，每服三十丸，米汤送下。

中药趣味文化

黄芪的由来

黄芪又叫作戴椮。相传古时有一行医的老人，就叫戴椮，一生乐于救助他人。后来他恰好遇到一个坠崖的儿童，为了救他而献身于他人。老人身体很瘦，面色淡黄，人们尊敬他而称他为『黄耆』。老人去世后，他的墓旁生长出一种有甜味，具有补中益气、止汗、利水消肿、除毒生肌作用的草药。人们为纪念他，便将这种草药称为『黄芪』，并用它救治了很多病人。

肉苁蓉

帮男性补肾壮阳的"沙漠人参"

草部·山草类　　补阳药

又名：肉松容、黑司命。李时珍说，此物补而不峻猛，所以有从容之号。《神农本草经》中载，去鳞甲黑汁，薄切，合山芋、羊肉可作羹，极美味。

【功效】补肾阳，益精血，润肠通便。

◆药用部分

肉苁蓉茎

[修治] 雷斅说：使用肉苁蓉，须先用清酒浸一夜，到天明的时候用棕刷去沙土浮甲，从中心劈开，去掉一重像竹丝草样的白膜后，放入甑中从午时蒸至酉时，取出又用酥炙就好了。

[性味] 味甘，性微温，无毒。

[功能主治] 主五劳七伤，补中，除阴茎寒热痛，养五脏，强阴益精气，增强生育能力。治妇女腹内积块，久服则轻身。（出自《神农本草经》）

除膀胱邪气及腰痛，止痢。（出自《名医别录》）

能益髓，使面色红润，延年益寿。大补，有壮阳之功，并疗女子血崩。（甄权）

治男子阳衰不育，女子阴衰不孕。能滋五脏，生肌肉，暖腰膝。疗男子遗精遗尿，女子带下阴痛。（出自《日华子诸家本草》）

白酒煮烂顿食，治老人便燥闭结。（出自《本草经疏》）

暖腰膝，健骨肉，滋肾肝精血，润肠胃结燥。滋木清风，养血润燥，善滑大肠。补精益髓，悦色延年。（出自《玉楸药解》）

养命门，滋肾气，补精血之药也。主男子丹元虚冷而阳道久沉，妇人冲任失调而阴气不治。（出自《本草汇言》）

治妇人癥瘕。止泄精遗溺，除茎中热痛。老人燥结，宜煮粥食之。（出自《本经逢原》）

【发明】王好古说：命门相火不足的人，用肉苁蓉补之，因其为肾经血分药。凡是服用肉苁蓉来治肾，必妨心。

苏颂说：西部的人多将肉苁蓉当作食物，只刮去鳞甲，用酒浸洗去黑汁，切成薄片，和山芋、羊肉一起作羹，味道非常好，有益人体，胜过服用补药。

寇宗奭说：将肉苁蓉洗去黑汁，则气味都没有了。只有嫩的才可以用来做羹，老的味苦。

◆医家名论

吴普说：肉苁蓉生河西山阴地，呈丛生状，二至八月采挖。

陶弘景说：生时像肉，用来做羊肉羹补虚乏非常好，也可以生吃。河南有很多，现在以陇西生长的为最好，形扁柔润，多花而味甘；其次是北方生长的，形短而少花，巴东、建平一带也有，但不好。

陈嘉谟说：有人将嫩松梢用盐润后来假冒肉苁蓉，不能不辨别。

使用禁忌

胃弱便溏，相火旺者忌服。泄泻者禁用，肾中有热，强阳易兴而精不固者忌用。火盛便闭、心虚气胀者，皆禁用。

◆形态特征

多年生寄生草本，茎肉质，叶成螺旋状排列，淡黄白色，穗状花序，花萼钟状，花冠筒状钟形，近半圆形，花黄白色或淡紫色，干后变棕褐色，花柱细长，顶端内折，柱头近球形。蒴果卵形，褐色。种子小而多，椭圆状卵形，表面网状，有光泽。

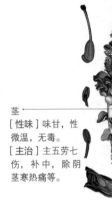

茎
[性味] 味甘，性微温，无毒。
[主治] 主五劳七伤，补中，除阴茎寒热痛等。

产地分布
主要分布于内蒙、甘肃、新疆、青海等地。
成熟周期
4月采收 5月开花

成品选鉴

长圆柱形，表面灰棕色或棕褐色，有纵沟，质坚实，不易折断。断面棕色，表面和断面在光亮处有时可见结晶样小亮点。气微，味甜，略苦。以条粗壮、密生鳞叶、质柔润者为佳。

主要药用部分

茎

◆实用妙方

· **补益劳伤，精败面黑**：用肉苁蓉四两，水煮烂后切薄片研末，放入羊肉与米，煮成粥空腹食用。

· **肾虚小便混浊**：肉苁蓉、鹿茸、山药、白茯苓等分，研为末，加米糊调和做成梧桐子大的丸子，每次用枣汤送服三十九。

· **汗多便秘，年老或体虚**：肉苁蓉二两（酒浸焙干），沉香一两，研成末，加麻子仁汁打糊做丸如梧桐子大，每次白开水送服七十九。

· **破伤风，口噤，身强直**：肉苁蓉切片晒干，烧成烟熏伤处。

中药趣味文化

肉苁蓉与成吉思汗

关于肉苁蓉，有一段神奇的传说。

当成吉思汗还是铁木真的时候，他的结拜兄弟札木合联合其他族人，共同进攻他的部落。双方大战，铁木真失利，被围困于沙山，饥渴难耐，筋疲力尽。札木合残忍地将俘虏煮杀，激怒了天神。天神派出了一种植物根块。成吉思汗与部将们吃了这种植物根块，立刻觉得精神百倍，一举击溃了札木合，为统一蒙古奠定了基础。

补肾虚，远离腰背酸痛

杜仲

木部·乔木类　　补阳药

又名：称思仲、思仙、木绵，是一味名贵的滋补药材。喜阳光充足，温和湿润的气候，在长江中游及南部各省均有种植，现作为稀有植物受到保护。

【功效】益精气，壮筋骨，强意志。

◆ 形态特征

树皮灰褐色，粗糙，有细丝相连。叶片椭圆形、卵形或长圆形，花单性，早春开花，秋后果实成熟。

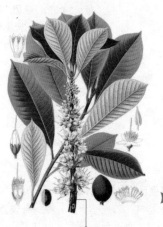

皮

[性味] 味辛，性平，无毒。
[主治] 治腰膝痛，益精气等。

◆ 药用部分

杜仲皮

[性味] 味辛，性平，无毒。
[功能主治] 治腰膝痛，益精气，壮筋骨，强意志。除阴部痒湿，小便淋沥不尽。久服轻身延年。

主脚中酸痛，不欲践地。（出自《名医别录》）

主肾冷腰痛，人虚而身强直，风也。腰不利，加而用之。（甄权）

益肝肾，养筋骨，祛关节湿淫，治腰膝酸痛，腿足拘挛。（出自《玉楸药解》）

成品选鉴

呈扁平的板块状、卷筒状，外表面淡灰棕色或灰褐色，有明显的纵皱纹，质脆，易折断，气微，味稍苦，嚼之有胶状残余物。以皮厚而大、粗皮刮净、内表面色暗紫、断面银白色橡胶丝多者为佳。

主要药用部分

皮

◆ 实用妙方

· 肾虚腰痛：杜仲去皮，炙黄，取一大斤，分作十剂。每夜用一剂，在一升水中浸至五更，煎至三分之二，去渣留汁，放入羊肾三四片，煮开几次，加上椒盐做羹，空腹一次服下。

· 风冷伤肾，腰背虚痛：杜仲一斤，切细，炒过，放二升酒中浸十日。每日服三合。又方：用杜仲研末，每日清晨以温酒送服二钱。

· 病后虚汗：用杜仲、牡蛎，等分研末，卧时用水送服五小匙。

石斛

滋阴养胃，兼能补肾降火

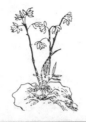

又名：石蓫、金钗、禁生、林兰、杜兰。李时珍说，因它的茎像金钗之股，所以古有金钗石斛的名字。一般七八月采茎，阴干入药。以四川产的为好。

【功效】益胃生津，滋阴清热。

草部·石草类 | 补阴药

◆形态特征

茎丛生，直立稍偏，黄绿色。叶近革质，短圆形。花白色，顶端淡紫色。落叶期开花。

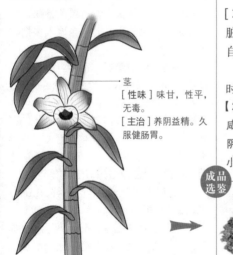

茎
[性味] 味甘，性平，无毒。
[主治] 养阴益精。久服健肠胃。

◆药用部分

石斛茎

[性味] 味甘，性平，无毒。

李时珍说：味甘、淡、微咸。

[功能主治] 主伤中，除痹降气，补五脏虚劳羸瘦，养阴益精。久服健肠胃。（出自《神农本草经》）

治发热自汗，痈疽排脓内塞。（李时珍）

【发明】李时珍说：石斛性平，味甘、淡、微咸，属阴中之阳，主降，是足太阴脾、足少阴右肾的药。深师说，男子阴囊潮湿精少，小便余沥的，宜加用石斛。

成品选鉴

茎中、下部扁圆柱形，向上稍之字形弯曲，表面金黄色或绿黄色，有光泽，具深纵沟及纵纹，节稍膨大，棕色，常残留灰褐色叶鞘。质轻而脆，断面较疏松。气微，味苦。

主要药用部分

茎

◆实用妙方

· 治温热有汗，风热化火，热病伤津，温疟舌苔变黑：鲜石斛三钱，连翘（去心）三钱，天花粉二钱，鲜生地四钱，麦冬（去心）四钱，参叶八分。水煎服。

· 治中消：鲜石斛五钱，熟石膏四钱，天花粉三钱，南沙参四钱，麦冬二钱，玉竹四钱，山药三钱，茯苓三钱，广皮一钱，半夏一钱五分。甘蔗三两，煎汤代水。

补脾益气，本草中的"草部之首"

黄精

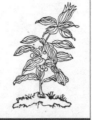

草部·山草类　补阴药

又名：黄芝、戊己芝、菟竹、鹿竹、仙人余粮、救穷草、米铺、野生姜、重楼、鸡格、龙衔、垂珠。古人认为它属于芝草一类，因吸取了坤土的精粹，故叫它黄精。

【功效】滋肾润脾，补脾益气。

◆药用部分

黄精根

[修治] 雷敩说：采来黄精，用溪水洗净后蒸，从上午九时蒸至夜半子时，取出切薄片晒干用。

[性味] 味甘，性平，无毒。

李时珍说：忌梅实，黄精花、叶、子的禁忌与根相同。

[功能主治] 补中益气，除风湿，安五脏。久服可轻身长寿耐饥饿。（出自《名医别录》）

补虚损，止寒热，填精髓，杀虫。（李时珍）

平补气血而润。（出自《本草从新》）

补肾润肺，益气滋阴。治脾虚面黄，肺虚咳嗽，筋骨酸痹无力，及产后气血衰弱。（出自《四川中药志》）

补虚添精。（出自《滇南本草》）

【发明】李时珍说：黄精吸取了戊己的淳气，是补黄宫的上品。土为万物之母，母体得到补养，则水火相济，木金交合，各种邪气自然祛除，百病不生。掌禹锡说：灾荒年月黄精可以当作粮食吃，叫作米脯。

◆医家名论

苏颂说：黄精三月生苗，高一二尺。叶像竹叶而短，两两相对。茎梗柔脆，很像桃枝，下端为黄色而顶梢为赤色。四月开青白色的花，像小豆花。结的子色白像黍粒，也有不结子的。根像嫩生姜为黄色。二月采根，蒸过晒干后使用。有人到了八月便去采摘，当地人蒸九次晒九次后，当作果实卖，黄黑色且味道甘美。它的苗刚长出来时，当地人多把它采来当菜吃。

李时珍说：黄精在山中野生，也可以将根劈成二寸长，稀疏种植在土里，一年后就会长得极为稠密；种子也可以种植。其叶像竹叶但不尖，有两叶、三叶、四叶、五叶，都是对节生长。其根横着长，状似萎蕤。一般多采摘它的苗，煮熟后淘去苦味食用，叫笔管菜。

《名医别录》载：黄精生长在山谷里，二月采根阴干用。

苏恭说：在肥沃土地中生长的黄精，如拳头般大；在贫瘠土地中生长的黄精，如拇指般大小。萎蕤的肥根，很像小的黄精，二者的肌理形色，大都相似。将鬼臼、黄连与黄精相比较，它们并不相像。黄精叶像柳，钩吻蔓生，叶像柿叶，二者并不相似。

使用禁忌

中寒泄泻，痰湿痞满气滞者忌服。

◆形态特征

多年生草本，根茎横走，圆柱状，结节膨大。叶轮生，叶片条状披针形。花腋生，下垂，成伞形花丛，花被筒状，白色至淡黄色，花丝短，四月开青白色小花。浆果球形，成熟时紫黑色。

产地分布
主要分布在陕西、甘肃、广西、东北等地区。

成熟周期
3月栽培
5月开花
9月采收

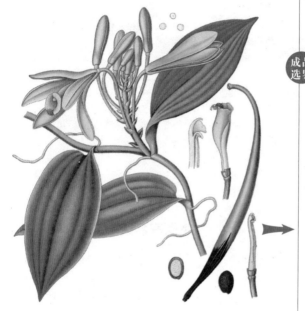

成品选鉴

结节状。一端粗，类圆盘状；一端渐细，圆柱状。常有短分枝，表面黄棕色，有的半透明，具皱纹。质硬脆或稍柔韧，易折断，断面黄白色，颗粒状。气微，味微甜。

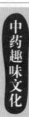

主要药用部分
根

◆实用妙方

·补肝明目：用黄精二斤、蔓菁子一斤，淘洗后一同九蒸九晒，研为细末。每次用米汤送服二钱，空腹服，一日两次。常服有延年益寿的作用。

·补益精气，用于脾胃虚弱，体倦乏力：用黄精、枸杞子等分，捣碎做饼，晒干研细，炼蜜调药成丸，如梧桐子大。每次米汤送服五十九。

中药趣味文化

黄精的故事

从前有个姑娘叫黄精，被逼债而决定跳崖，摔在了半山腰上，过了几天她才醒过来，身子非常虚弱。她见身边长着开白花的野草，就只好吃草叶充饥。一次，她挖出一块有手指粗的草根，放在嘴里一嚼，觉得又香又甜，比那些草叶好吃得多！于是，她一边寻找上山的路。一个月之后，她终于从悬崖下走了出来，而且身体的摔伤也好了。后来人们就把这种强身健体的草药叫作『黄精』。

药食两用的进补佳品

枸杞

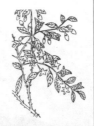

又名：枸棘、苦杞、天精、羊乳、地骨、甜菜、地辅、地仙、却暑、西王母杖、仙人杖。生常山平泽及诸丘陵阪岸。冬采根，春、夏采叶，秋采茎、实，阴干。

木部·灌木类　补阴药

【功效】补肾益精，养肝明目，补血安神，生津止渴，润肺止咳。

◆药用部分

枸杞苗

[性味] 味苦，性寒。

[功能主治] 和羊肉作羹，益人，甚除风，明目；若渴可煮作饮，代茶饮之；发热诸毒烦闷，可单煮汁解之，能消热面毒；取叶捣汁注眼中，去风障赤膜昏痛。（甄权）

坚筋耐老，除风，补益筋骨，能益人，去虚劳。（出自《食疗本草》）

除烦益志，补五劳七伤，壮心气，去皮肤骨节间风，消热毒，散疮肿。（出自《日华子诸家本草》）

去上焦心肺客热。（李时珍）

枸杞根皮（地骨皮）

[性味] 味苦，性寒。

[功能主治] 解骨蒸肌热，消渴，风湿痹，坚筋骨，凉血。（张元素）

治上膈吐血。煎汤漱口，止齿血，治骨槽风。（吴瑞）

治金疮神验。（陈承）

去下焦肝肾虚热。（李时珍）

细锉，面拌熟煮吞之，主治肾家风，益精气。（甄权）

泻肾火，降肺中伏火，去胞中火，退热，补正气。（王好古）

枸杞果实

[性味] 味苦，性寒。

[功能主治] 坚筋骨，除风去虚劳，补精气。（孟诜）

主心病嗌干，心痛，渴而引饮，肾病消中。（王好古）

滋肾，润肺，明目。（李时珍）

◆医家名论

苏颂说：枸杞到处都有生长，春天生苗叶，如石榴叶而且软薄可以吃。其茎干高三五尺，丛生状。六七月开小红紫花，随后便结红色的果实，形状微长如枣子的核。

李时珍说：古代的枸杞产于常山的为上品，其他丘陵阪岸的都可以用。后世只有陕西的为最好，而且又以甘州产的为绝品。其子圆如樱桃，曝干后果小而核少，干时也红润甘美，其味如葡萄，可以当作果品吃，与其他地方的不同。

使用禁忌

外邪实热，脾虚有湿及泄泻者忌服。脾胃薄弱，时时泄泻者勿用。

◆形态特征

多年生木本植物。主茎粗壮，多分枝，枝细长，拱形，有条棱，常有刺。单叶互生或簇生，卵状披针形或卵状椭圆形，表面淡绿色。花紫色，漏斗状，粉红色或淡紫红色，具暗紫色脉纹。浆果卵形或长圆形，深红色或橘红色。种子棕黄色。

[果实]
[性味] 味苦，性寒。
[主治] 壮筋骨，耐老，除风，去虚劳，补精气等。

成品选鉴

长卵形或椭圆形，略扁，表面鲜红色或暗红无能，微有光泽，果皮柔韧，皱缩，果肉厚，柔润而有黏性，气微，味甜、微酸。以粒大、色红、肉厚、质柔润、子少、味甜者为佳。

主要药用部分

果实、根皮

◆实用妙方

·**五劳七伤，房事不佳：** 将枸杞叶半斤切细，加粳米二合，豉汁适量，一起熬成粥。可每日食用，效果更佳。

·**补精髓，壮筋骨：** 把枸杞根、甘菊花、生地黄各一斤合在一起捣碎，然后加水一石，煮取汤汁五斗，除去药渣，用药汁去煮糯米五斗，放入酒曲混合搅拌，酿酒，每日饮三碗。

·**恶疮，脓血不止：** 适量地骨皮，洗净，刮去粗皮，取出细穰。以地骨皮煎汤洗，令脓血尽，细穰敷贴患处，很快见效。

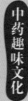

中药趣味文化

延年益寿的神仙药

《太平圣惠方》中记载，有一使者去西河，路上遇到一女子，看样子也就十五六岁，却正在打一个老人。使者问女子：「这老人是谁？你为何打他？」女子说：「他是我曾孙。他不肯食枸杞，致使年老不能行步，所以处罚他。」使者又问：「你今年几岁？」女子回答：「年三百七十二岁。」使者又问：「药有几种？」女子说：「药只有一种，但有五个名字。春名天精，夏名枸杞，秋名地骨，冬名仙杖，亦名西王母仗。以四时采服之，命与天地齐寿。」这个故事虽然夸张了，但枸杞确有健身延年、抗衰老的功效。

养阴除烦，清心肺之热

麦门冬

草部·隰草类　　　补阴药

又名：麦冬、禹韭、禹余粮、忍冬、忍凌、不死药、阶前草。陶弘景说，因其根似麦，所以叫麦门冬。李时珍说，此草根似麦而有须，其叶如韭，冬季不凋，故名。

【功效】养阴生津，润肺清心。

◆药用部分

麦门冬根

[修治] 李时珍说：麦门冬的根凡入汤液中使用，以滚水润湿，少顷抽去心，或以瓦焙软，乘热去心。如入丸散剂使用，须用瓦焙热后，立即于风中吹冷，如此三四次，即易燥，且不损药效。也可以用汤浸后捣成膏和药。用来滋补，则用酒浸后捣之。

[性味] 味甘，性平，无毒。

徐之才说：与地黄、车前相使。恶款冬花、苦瓠。畏苦参、青蘘、木耳。伏石钟乳。

[功能主治] 心腹结气，伤中伤饱，胃络脉绝，羸瘦短气。久服轻身不老不饥。（出自《神农本草经》）

疗身重目黄、胃部胀满、虚劳客热、口干燥渴，止呕吐，愈痿蹶。强阴益精，助消化，调养脾胃，安神，定肺气，安五脏，令人肥健，美颜色，有子。（出自《名医别录》）

祛心热，止烦热，寒热体劳，下痰饮。（陈藏器）

治五劳七伤，安魂定魄，止嗽，治肺痿吐脓，时行病发热、狂躁、头痛。（出自《日华子诸家本草》）

除热毒，利水，治面目四肢浮肿，泄精。（甄权）

治肺中伏火，补心气不足，主血妄行，及经闭，乳汁不下。（张元素）

长期服用轻身明目。与车前、地黄为丸服用，能去温瘴，使面部白润，夜视物清晰。（陈藏器）

治疗食欲亢盛要药。（陶弘景）

【发明】寇宗奭说：麦门冬味苦，专泄不专收，有寒邪的人禁服。治心肺虚热及虚劳，与地黄、阿胶、麻仁，同为润经益血、复脉通心之剂。

张元素说：如用麦门冬治疗肺中伏火、脉气欲绝，须加五味子、人参，组成生脉散，补肺中元气不足。

◆医家名论

李时珍说：古时只有野生的，后世多用栽种的，在四月初采根，种于肥沃的黑沙地，每年的六月、九月、十一月上三次肥，耕耘，于夏至前一天挖根，洗净晒干后收藏。种子也能种，只是生长期长。浙中所产的叶片像韭叶有纵纹且坚韧的甚好。

使用禁忌

凡脾胃虚寒泄泻，胃有痰饮湿浊及暴感风寒咳嗽者均忌服。恶款冬花、苦瓠。畏苦参、青蘘、木耳。

◆形态特征

多年生草本。茎直立，上部疏生短毛，基生叶丛生，长线形，基部渐狭成翼状柄，边缘具锯齿，两面疏生糙毛，叶柄长，花期枯萎。茎生叶互生，渐上无柄。总状花序排成穗状，有长梗，密被短毛。

产地分布
分布于华东、中南地区以及河北、四川、云南等地。

成熟周期
3月栽培
5月开花
8月采收

成品选鉴

呈纺锤形，两头钝尖，中部肥满，微弯曲，表面黄白色，半透明，有不规则的纵皱纹。未干透时，质较柔韧，干后质坚硬。折断面黄白色，角质状。气微香，味微甜。

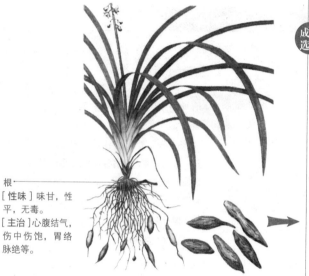

主要药用部分

根

根
[性味] 味甘，性平，无毒。
[主治] 心腹结气，伤中伤饱，胃络脉绝等。

◆实用妙方

· 消渴饮水：把大苦瓜捣成汁，泡麦门冬二两，过一夜，麦门冬去心、捣烂，加黄连，研末，做成丸子。每服五十丸，饭后服。一天服两次。两日后当可见效。

· 吐血、鼻出血：用麦门冬（去心）一斤，捣烂取汁，加蜜二合，调匀，分两次服下。

· 下痢口渴：用麦门冬（去心）三两、乌梅肉二十个，锉细，加水一升，煮成七合，细细饮下，有效。

· 咽喉生疮：用麦门冬一两、黄连半两，共研为末，加炼蜜做成丸子，如梧桐子大。每服二十丸，麦门冬煎汤送下。

中药趣味文化

开心暖胃门冬饮

苏东坡喜欢的饮品就是门冬饮，他把门冬制成具有安神催眠、口腔保健功效的饮品。他还特地作诗来赞说麦门冬饮的好处，「一枕清风直万钱，无人肯买北窗眠，知是东坡手自煎。」我国很早就有记载，麦门冬是中药中补阴中的上品，能益阴养胃，润肺清心。咽干口渴、大便燥结，或者心烦失眠、心悸盗汗时都可使用。具体做法是，取少量麦门冬，像泡茶叶一样沏水喝，每日一两杯即可。

127

通治全身疾病的补血圣药

当归

草部·芳草类　　补血药

又名：乾归、山薪（"薪"为古"芹"字）、白薪、文无。古人娶妻是为了延续子嗣，当归调血，为女子要药，有思念丈夫的意思，所以有当归一名。

【功效】补血调经，活血止痛，润肠通便。

◆药用部分

当归根

[修治] 张元素说：当归头止血，尾破血，身和血，全用则一破一止。先用水将当归洗净。治上用酒浸，治外用酒洗过，用火焙干或晒干，入药。

李时珍说：治身体上部疾病宜用当归头，疗中部疾患宜用当归身，治下部病症主选当归尾，通治一身疾病就用全当归。当归晒干趁热用纸封好，密闭收藏在瓮中，可防虫蛀。

[性味] 味甘，性温，无毒。

徐之才说：当归恶蔄茹、湿面，畏菖蒲、海藻、牡蒙、生姜，制雄黄。

[功能主治] 主咳逆上气、温疟寒热，妇人漏下、不孕不育，各种恶疮金疮，宜煮汁饮服。（出自《神农本草经》）

能温中止痛，除客血内塞、中风汗不出、湿痹中恶、客气虚冷，还可补五脏，生肌肉。（出自《名医别录》）

能止呕逆，治虚劳寒热、下痢、腹痛、齿痛、女人沥血腰痛及崩漏，可补各种虚损。（甄权）

治风寒，补血虚、劳损。能破恶血，生新血，还可治癥癖、肠胃冷。（出自《日华子诸家本草》）

治头痛、心腹诸痛，能润肠胃筋骨皮肤，还可治痈疽，排脓止痛，和血补血。（李时珍）

主痿弱无力、嗜卧，足下热而痛。治冲脉为病，气逆里急。疗带脉为病，腹痛，腰部冷痛。（王好古）

【发明】张元素说：当归作用有三，一为心经本药，二能和血，三治各种疾病夜晚加重的。凡是血分有病，必须用。血壅不流则痛，当归之甘温能和血，辛温能散内寒，苦温能助心散寒，使气血各有所归。

◆医家名论

《名医别录》载：当归生长在陇西的川谷中，二月、八月采根阴干用。

李时珍说：当归以秦州陇西产的头圆尾多，色紫气香肥润的，质量最佳，名马尾归。头大尾粗色白坚枯的，是镵头归，只适合入发散药中使用。四川产的当归力刚而善攻，秦州产的当归力柔而善补，正是如此。

使用禁忌

湿阻中满及大便溏泄者慎服。畏菖蒲、海藻、牡蒙、生姜。恶湿面、蔄茹。肠胃薄弱，泄泻溏薄及脾胃病恶食、不思食及食不消者禁用之，在产后、胎前亦不得入。

◆ 形态特征

多年生草本，高 0.4 ~ 1.0 米。根圆柱状，多肉质须根，黄棕色，香气深郁。茎直立，有纵深沟纹，光滑无毛。叶呈羽状分裂，裂片卵形或卵状披针形，边缘有缺刻锯齿。复伞形花序顶生，花瓣长卵形。果实椭圆形至卵形，侧棱有薄翅。

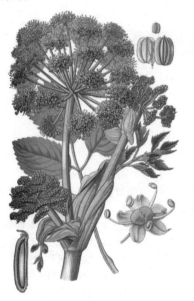

产地分布
分布于甘肃、云南、四川、贵州等地。

成熟周期
4月长苗
6月开花
10月采收

成品选鉴

根头及主根粗短，略呈圆柱形，多弯曲，长短不等，表面黄棕色或棕褐色，质坚硬，香气浓郁，味甜、辛，微苦。以主根根粗长、油润、外皮色共同棕、肉质饱满、断面色黄白、气浓香者为佳。

主要药用部分

根

◆ 实用妙方

· 鼻出血不止： 取当归焙干，研细。每次服一钱，米汤送下。

· 治尿血： 用当归四两，锉碎，加酒三升，煮取一升，一次服下。

· 头痛欲裂： 用当归二两，酒一升，煮至六合饮下，一日两次。

· 内虚目暗，用六一丸： 取当归（生晒）六两，附子（炮）一两，共研末，炼蜜为丸如梧桐子大，每次服三十丸，温酒送下。

中药趣味文化

当归不归，娇妻改嫁

西周时有个新婚青年要上山采药，对妻子说三年回来，谁知一去三年不见回来。媳妇因思念丈夫而忧郁，得了气血亏损的妇科疾病，后来只好改嫁。谁知后来她的丈夫又回来了。她对丈夫哭诉道："三年当归你不归，片纸只字也不回，如今我已错嫁人，心如刀割真悔恨。"丈夫也懊悔自己没有按时回来，吸取了她的妇科疾病，竟治好了她的妇科疾病。为遂把采集的草药根拿去给她治病，竟治好了她的妇科疾病。妻改嫁"的悲剧教训，为便把此药叫"当归"。

生精补血的天赐良药

地黄

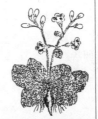

又名：芐（音同户）、芑（音同起）、地髓。生地黄可用水浸验之，浮在水面的名天黄，半沉的名人黄，沉的名地黄。入药以沉的为佳，半沉次之，浮的不堪用。

草部·隰草类　补血药

【功效】补血养阴，填精益髓。

◆药用部分

地黄叶

[功能主治] 主恶疮似癞，患此病十年者，先用盐水清洗，然后将地黄叶捣烂，每天涂抹患处。（出自《千金方》）

地黄实

[功能主治] 四月份采集，阴干，捣成末，用水送服一方寸匕，每日三次，功效与地黄根相当。

地黄花

[功能主治] 研末食用，功同地黄根。如肾虚腰脊疼痛，将其研为末，用酒送服一方寸匕，每日三次。

干地黄

[性味] 味甘，性寒，无毒。

[功能主治] 主元气受伤，驱逐血痹，填骨髓，长肌肉。煎汤能除寒热积聚及风湿麻木。治跌打损伤。生用疗效更好。（出自《神农本草经》）

生地黄

[性味] 性大寒。

[功能主治] 妇人崩中血不止，产后血气上迫于心致闷绝，胎漏下血，堕坠骨折，瘀血出血，鼻出血、吐血，都宜捣汁服用。（出自《名医别录》）

熟地黄

[性味] 味甘、微苦，性微温，无毒。

[功能主治] 填骨髓，长肌肉，生精补血，补益五脏内伤虚损不足，通血脉，利耳目，黑须发，治男子五劳七伤，女子伤中气、子宫出血、月经不调、产前产后百病。（李时珍）

【发明】李时珍说：《神农本草经》所说的干地黄，是阴干、晒干、烘干的，因此说生用效果更好。干地黄与熟地黄，虽然主治相同，但凉血、补血的作用稍有区别。

李时珍说：据王硕《易简方》所说，男子多阴虚，适宜用熟地黄；女妇多血热，适宜用生地黄。又说，生地黄能生精血，用天门冬引入所生之处；熟地黄能补精血，用麦门冬引入所补之处。

◆医家名论

李时珍说：人们以怀庆产的地黄为上品，它的嫩苗初生时贴地，叶如山白菜而毛涩，叶面深青色，不分丫杈。叶中撺茎，茎上有细毛，茎梢开小筒子花，红黄色。结的果实如小麦粒。根长四五寸，细如手指，皮赤黄色，像羊蹄根及胡萝卜根，晒干后成黑色。

使用禁忌

脾胃虚弱，气滞痰多，腹满便溏者忌服。气郁之人，用之能窒碍胸膈，用宜斟酌。

◆形态特征

多年生草本，全株有白色长柔毛和腺毛。叶成丛，倒卵状披针形，边缘有不整齐钝齿，叶面皱缩，下面略带紫色。花茎由叶丛抽出，花冠钟形，唇状，紫红色，内面常有黄色带紫的条纹。蒴果球形或卵圆形，具宿存萼和花柱。

产地分布
主要分布于湖北、河北、四川及广西等地区。
成熟周期
5月开花 10月采收

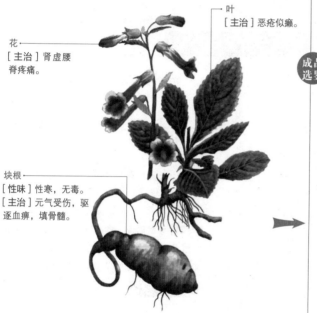

叶
[主治] 恶疮似癫。

花
[主治] 肾虚腰脊疼痛。

块根
[性味] 性寒，无毒。
[主治] 元气受伤，驱逐血痹，填骨髓。

成品选鉴

不规则的块状，内外均呈漆黑色，有光泽，外表皱缩不平。质柔软。味甜。以块根肥大、软润、内外乌黑有光泽者为佳。

主要药用部分

块根

◆实用妙方

·地黄煎，能补虚除热，治吐血咳血，去痹疳。用生地黄不拘多少，三捣三压，取全部汁，装入瓦器中，盖严，放热水上煮至剩一半汁，去渣再煎成糖稀状，做成弹子大的丸子，每次用温酒送服一丸，一天两次。

·地黄粥，能利血生精：地黄（切）二合，与米同放入罐中煮，待熟后用酥二合，蜜一合炒香，然后放入罐中再煮熟食用。

·吐血咳嗽：将熟地黄研为末，用酒送服一钱，一天三次。

中药趣味文化

地黄的由来

据说在唐代时，一年黄河下游地区瘟疫流行，无数老百姓因瘟疫而死亡。当地的县官到神农山庙里祈求神灵庇佑，意外地得到了一株草药。这种药的根块大而短，颜色微黄，形状很像山萝卜，味道发苦。因为是皇天赐药，所以此药被称为『地皇』，神农山北草洼有很多这种药，县太爷命人上山去采挖，用这种药解救了百姓。后来老百姓把它拿回来种植，当作药物使用，因为它的颜色发黄，便把它叫成『地黄』了。

驻颜有术，不是梦想

龙眼

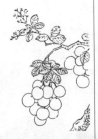

果部·夷果类 | 补血药

又名：龙目、圆眼、益智、亚荔枝、荔枝奴、骊珠、燕卵、蜜脾、鲛泪、川弹子。龙眼、龙目，都是因外形而得名。龙眼甘味归脾，能益人智，故名益智。

【功效】开胃益脾，养血安神。

◆药用部分

龙眼果实

[性味] 味甘，性平，无毒。

苏恭说：味甘、酸，性温。

李廷飞说：生龙眼用开水淘过食，不动脾。

[功能主治] 主五脏邪气，能安志，治厌食。（出自《神农本草经》）

能开胃健脾，补虚长智。（李时珍）

久服强魂，通神明，轻身不老。（出自《名医别录》）

养血安神，长智敛汗，开胃益脾。（出自《滇南本草》）

润肺止咳。（出自《本草通玄》）

壮阳益气，补脾胃。治妇人产后浮肿，气虚水肿，脾虚泄泻。（出自《泉州本草》）

龙眼核

[性味] 味苦，性平。

[功能主治] 治狐臭，龙眼核六枚同胡椒七枚研末，遇汗出即擦之。（李时珍）

治瘰疬，消肿排脓拔毒。并治目疾。（出自《本草再新》）

疗疝气，敷疮癣，又止金疮出血。（出自《岭南采药录》）

龙眼叶

[性味] 味甘，性平。

[功能主治] 洗疗、痔、疮疮、烂脚。（出自《本草求原》）

治痔疗，杀虫，作茶饮明目，嫩蕙蒸水，加冰片搽眼眩烂。（出自《生草药性备要》）

龙眼花

[性味] 味甘，性平。

[功能主治] 诸种淋症，龙眼花煎汤服；下消、小便如豆腐，龙眼花一两，合猪肉炖食，三至五次。（出自《泉州本草》）

【发明】李时珍说：食品以荔枝为贵，而补益则以龙眼为良。因为荔枝性热，而龙眼性平和。治思虑过度、伤心脾可用归脾汤。

◆医家名论

苏颂说：闽、广、蜀地出荔枝的地方都有龙眼。龙眼树高一二丈，像荔枝而枝叶微小，冬季不凋。春末夏初，开细白花。七月果实成熟，壳为青黄色，有鳞甲样的纹理，圆形，大如弹丸，核像木梡子但不坚，肉薄于荔枝，白而有浆，甘甜如蜜。龙眼树结果实非常多，每枝结二三十颗，呈穗状，像葡萄。

李时珍说：龙眼为正圆形。龙眼树性畏寒，白露后才可采摘，可晒焙成龙眼干。

使用禁忌

内有痰火及湿滞停饮者忌服。心肺火盛、中满呕吐及气膈郁结者，忌用。

◆形态特征

常绿乔木，高10米左右。小枝粗壮，被微柔毛。叶片薄革质，长圆状椭圆形至长圆状披针形，有光泽。花序顶生和近枝腋生，花瓣乳白色，披针形。果近球形，核果状，不开裂，黄褐色或灰黄色，外面稍粗糙。种子茶褐色，有光亮。

产地分布
主要分布于广东、福建、江西、贵州等南方地区。

成熟周期
5月开花 7月结果

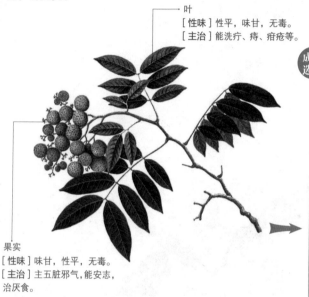

叶
[性味] 性平，味甘，无毒。
[主治] 能洗疗、痔、疳疮等。

果实
[性味] 味甘，性平，无毒。
[主治] 主五脏邪气，能安志，治厌食。

成品选鉴

假种皮为不规则块片，黄棕色至棕色，半透明。里面光亮，有细纵皱纹。质柔润，有黏性。气微香，味甚甜。以片大而厚、色黄棕、半透明、甜味浓者为佳。

主要药用部分

果实

◆实用妙方

·归脾汤，治思虑过度，劳伤心脾，健忘怔忡，虚烦不眠，自汗惊悸：龙眼肉、酸枣仁（炒）、黄芪（炙）、白术（焙）、茯神各一两，木香、人参各半两，炙甘草二钱半，切细。每次取五钱，加姜三片、枣一枚、水二盏煎成一盏，温服。	·温补脾胃，助精神：龙眼肉不拘多少，上好烧酒内浸百日，常饮数杯。	·治脾虚泄泻：龙眼干十四粒，生姜三片，煎汤服。	·治妇人产后浮肿：龙眼干、生姜、大枣，煎汤服。

中药趣味文化

有关龙眼的考证

龙眼原产于我国南方，栽培历史可追溯到二千多年前的汉代。北魏贾思勰所著《齐民要术》云：「龙眼一名益智，一名比目。」因其成熟于桂树飘香时节，俗称桂圆。古时列为重要贡品。宋代，龙眼已在闽、广、蜀道出荔枝之处皆有之。《本草图经》载：「龙眼生南海山谷中，今泉州普遍种植。」《本草图经》载：「绝品轻红扫地无，纷纷万木以龙呼，味比荔枝真是奴。」南宋泉州王十朋赞颂龙眼：「实如益智本非药，眼亦如龙眼，味甚甜。」

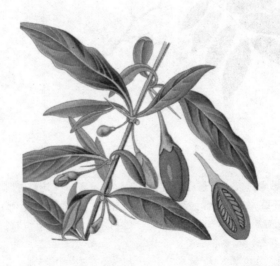

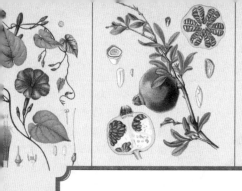
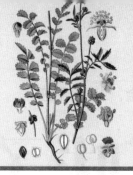
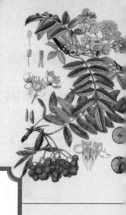
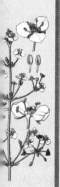
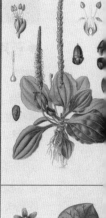
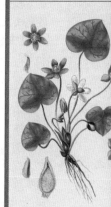

第十章

收涩、驱虫药

●收涩药指具有收敛固涩作用，可以治疗各种滑脱病症的药物。主要用于久病体虚、正气不固、脏腑功能衰退所致的自汗、盗汗、久泻、久痢、遗精、遗尿、崩漏不止等滑脱不禁之症。根据药性和临床应用不同，可分为固表止汗药、敛肺涩肠药、固精缩尿止带药三类。常用药物有五味子、肉豆蔻、金樱子等。

●凡能将人体内寄生虫杀死或驱出体外的药物，称为驱虫药。常用药物有蛇床等。

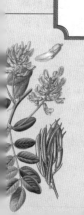
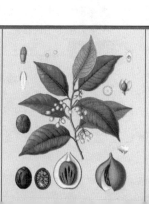
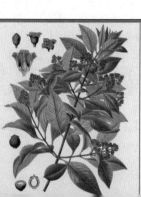
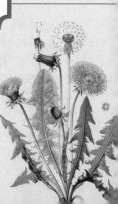

五味俱全，补养五脏

五味子

草部·蔓草类　　收涩药

又名：玄及、会及。苏恭说：五味子的皮肉甘、酸，核中辛、苦，都有咸味，五味俱全，所以有五味子之名。五味子有南北之分，适用于不同的病症。

【功效】收敛固涩，益气生津，宁心安神。

◆药用部分

果实

[修治] 李时珍说：入补药熟用，入治嗽药生用。

[性味] 味酸，性温，无毒。

李时珍说：酸咸入肝而补肾，辛苦入心而补肺，甘入中宫益脾胃。

徐之才说：与肉苁蓉相使。恶葳蕤。胜乌头。

[功能主治] 益气，治咳逆上气，劳伤羸瘦，补不足，强阴，益男子精。(出自《神农本草经》)

养五脏，除热，生阴中肌。（出自《名医别录》)

治中下气，止呕逆，补虚劳，令人体悦泽。（甄权)

明目，暖肾脏，壮筋骨，治风消食，疗反胃霍乱转筋，痃癖奔豚冷气，消水肿心腹气胀，止渴，除烦热，解酒毒。（出自《日华子诸家本草》)

生津止渴，治泻痢，补元气不足，收耗散之气，瞳子散大。（李杲)

治喘咳燥嗽，壮水镇阳。（王好古)

五月常服五味子可补五脏气。遇夏月季夏之间，困乏无力，无气以动，与黄芪、人参、麦门冬，少加黄柏煎汤服，使人精神顿加，两足筋力涌出。六月常服五味子，以益肺金之气，在上则滋源，在下则补肾。（孙思邈)

治喘嗽，须分南北。生津液止渴，润肺，补肾，劳嗽，宜用北者；风寒在肺，宜用南者。（出自《本草会编》)

固精，敛汗。（出自《本草通玄》)

【发明】李杲说：收肺气，补气不足，主升。酸以收逆气，肺寒气逆，宜用五味子与干姜同治。五味子收肺气，为火热必用之药，故治咳嗽以它为君药。但有外邪者不可立即使用，恐闭其邪气，必先发散然后再用为好。有痰者，与半夏相佐；气喘者，与阿胶相佐。

◆医家名论

苏颂说：五味子春初生苗，引赤蔓附于高木，长六七尺。叶尖圆像杏叶。三四月开黄白花，像莲花。七月结实，丛生于茎端，如豌豆样大，生时为青色，熟则变为红紫色，入药生晒不去子。

李时珍说：五味子有南北之分。南方产的五味子色红，北方产的色黑，入滋补药用北方产的为好。也可以取根种植，当年即生长旺盛；如果是二月下种子，在第二年才生长旺盛，须搭架引蔓。

使用禁忌

感寒初嗽当忌，恐其敛束不散。肝旺吞酸当忌，恐其助木伤土。痧疹初发及一切停饮，肝家有动气，肺家有实热，应用黄芩泻热者，皆禁用。

◆形态特征

落叶藤本。幼枝红褐色，老枝灰褐色，稍有棱角。叶互生，膜质，叶片倒卵形或卵状椭圆形，边缘有腺状细齿。花单生或丛生叶腋，乳白色或粉红色，花聚生于圆柱状花托的顶端。小浆果球形，成熟时红色。种子肾形，淡褐色，有光泽。

产地分布
主要分布在黑龙江、吉林、内蒙古、宁夏等地。

成熟周期
4月长苗
5月开花
8月结果

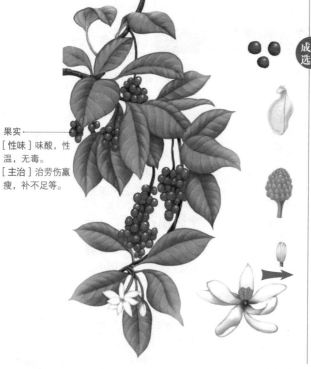

果实
[性味]味酸，性温，无毒。
[主治]治劳伤羸瘦，补不足等。

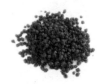

成品选鉴

呈不规则的球形或扁球形，表面红色、紫红色或暗红色，皱缩，显油润，果肉柔软，有的表面呈黑红色或出现白霜。种子肾形，表面棕黄色，有光泽，种皮薄而脆。果肉气微，味酸；种子破碎后，有香气，味辛、微苦。

主要药用部分

果实

◆实用妙方

· 久咳不止：五味子五钱，甘草一钱半，五倍子、风化硝各二钱，研末，干噙。

· 阳事不起：新五味子一斤，研为末，用酒送服方寸匕，一日三服。忌猪鱼蒜醋。

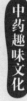

中药趣味文化

消百病的五味子

从前，在长白山脚下，有个贫穷的年轻人生病了，没钱医治，还要到山里砍柴维持生计。他在山里看到一种小树，藤蔓相连，葱葱郁郁，结着红里透黑、清香四溢的果子。饥渴交加的他想一种小伙子都去吃那种野果，没多久病就痊愈了。这种果子渐渐地就被拿来治病。因为这种果子的皮肉甘、酸，核辛、苦，有咸味，具有『五种味道』，人们就将它取名为『五味子』。

止泻驱虫暖脾胃

肉豆蔻

草部·芳草类　　收涩药

又名：肉果、迦拘勒。寇宗奭说，肉豆蔻是相对草豆蔻而命名的。肉豆蔻去壳只用肉，以肉脂丰富、颜色润泽的为好，枯白瘦小而虚的差。李时珍说，此物的花及果实都像豆蔻而无核，故名。

【功效】温中涩肠，行气消食。

◆药用部分

肉豆蔻果实

[性味] 味辛，性温，无毒。

王好古说：入手足阳明经。

[功能主治] 能温中，消食止泻，治积冷心腹胀痛，霍乱中恶，呕沫冷气，小儿食乳吐泻。（出自《开宝本草》）

调中下气，开胃，解酒毒，消皮外络下气。（出自《日华子诸家本草》）

治宿食痰饮，止小儿吐逆；妇人乳汁不通，腹痛。（甄权）

治肾泄，上盛下虚，诸逆上冲，元阳上浮而头痛。（出自《本草求原》）

主心腹虫痛，脾胃虚冷，虚泻赤白痢。将其研末后煮粥服。（李珣）

治精冷。（出自《本草经读》）

暖脾胃，固大肠。（李时珍）

主心腹虫痛，脾胃虚冷气并，冷热虚泄，赤白痢等。凡痢以白粥饮服佳；霍乱气并，以生姜汤服良。（出自《海药本草》）

善下气，多服则泄气，得中则和平其气。（出自《本草衍义》）

温中补脾，泄痢久不已则用之。（出自《药性类明》）

为理脾开胃、消宿食、止泄泻之要药。（出自《本草经疏》）

固大肠，理脾胃虚冷。（出自《本草正》）

【发明】《日华子诸家本草》载：肉豆蔻能调中下气，消皮外络下气。汪机说：痢疾用肉豆蔻涩肠治痢，又为小儿伤乳泄泻的要药。李时珍说：脾属土爱暖而喜芳香，所以肉豆蔻之性味辛温，正可调理脾胃而治吐痢。

◆医家名论

陈藏器说：肉豆蔻生长在胡国，胡名迦拘勒。其形圆小，皮紫紧薄，中肉辛辣。

苏颂说：岭南人家也有栽培。肉豆蔻春季生苗，夏季抽茎开花，结的果实像豆蔻，六月、七月采摘。

李时珍说：肉豆蔻的花及果实虽然像草豆蔻，但果实的皮肉却不同。肉豆蔻的果实外有皱纹，内有斑缬纹，如槟榔纹，最易生蛀虫，只有烘干后密封才可保存。

使用禁忌

大肠素有火热及中暑热泄暴注，肠风下血，胃火齿痛及湿热积滞方盛，滞下初起者，皆不宜服。

◆形态特征

常绿乔木，叶互生，椭圆状披针形或长圆状披针形，革质，全缘，有红棕色的叶脉。花疏生，黄白色，椭圆形或壶形，下垂。果实梨形或近于圆球形，下垂，淡红色或黄色，成熟后裂成2瓣，显出绯红色假种皮，种子长球形，种皮红褐色，木质。

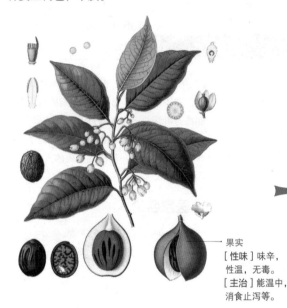

果实
[性味] 味辛，性温，无毒。
[主治] 能温中，消食止泻等。

产地分布
分布于低山潮湿的沟谷雨林中，如广东、云南等地。
成熟周期
5月开花 6月结果 8月采收

成品选鉴

卵圆形或椭圆形，表面灰棕色至暗棕色，有网状沟纹，质坚硬，难破碎，碎断面可见棕黄或暗棕色外胚乳向内伸入，气强烈芳香，味辛辣、微苦。以个大、体重、坚实、破开后香气浓者为佳。

主要药用部分

果实

◆实用妙方

・暖胃除痰，促进食欲：肉豆蔻两个，半夏(姜汁炒)五钱，木香二钱半，共研末，蒸饼，制成如芥子大的丸子，每次饭后用津液下咽五至十丸。

・霍乱吐痢：将肉豆蔻研末，用姜汤送服一钱。

・久泻不止：肉豆蔻(煨)一两，木香二钱半，研末，用大枣肉调和制成丸子，每次用米汤送服五十丸。

・老人虚泻：肉豆蔻三钱，用面裹煨熟后，去面研为末，加乳香一两，研末，用陈米粉调糊做成梧桐子大的丸子，每次用米汤送服五十至七十丸。

中药趣味文化

麦哲伦和肉豆蔻

麦哲伦是欧洲的贵族餐桌上不可缺少的珍贵香料。麦哲伦航海的目的之一就是到世界的另一边去寻找香料。如果有能力垄断肉豆蔻的交易，他们就可以获得巨大的财富。麦哲伦带领船队在穿越了今天的麦哲伦海峡之后，来到了菲律宾。在返航的途中，其中一艘船竟然因为装了太多的肉豆蔻而沉没。在对肉豆蔻的欲望驱使下，人们发现了地球是圆的。

外敷消痈，内服固精

金樱子

木部·灌木类 | 收涩药

又名：刺梨子、山石榴、山鸡头子。产于野地的向阳山坡，根、果实、叶皆可入药。金樱子叶可外用，对治疗烫伤和外伤出血都有很好的作用。

【功效】固精缩尿，涩肠止泻，止带。

◆药用部分

金樱子果实

[性味]酸、涩，平，无毒。

[功能主治]治因脾虚导致的泻痢。止小便次数多，固涩精气，久服可耐寒轻身。（出自《蜀本草》）

止遗泄。（出自《名医别录》）

治日久下痢，血崩带下，涩精遗泄。（出自《滇南本草》）

止吐血，衄血，生津液，收虚汗，敛虚火，益精髓，壮筋骨，补五脏，养血气，平咳嗽，定喘急，疗怔忡惊悸，止脾泄血痢及小水不禁。（出自《本草正》）

金樱子花

[性味]酸性，性平，无毒。

[功能主治]治各种腹泻，驱肠虫。和铁物混合捣末，有染须发的作用。（出自《日华子诸家本草》）

金樱子叶

[性味]酸性，涩，无毒。

[功能主治]治痈肿，嫩叶研烂，加少量盐涂于患处，留出一头泄气的孔。另可止金疮出血，五月五日采叶后，同桑叶、苎叶等分，阴干后研末敷，血止伤口愈合，又称"军中一捻金"。（李时珍）

【发明】苏颂说：洪州、昌州，都煮其子做煎，寄赠给别人。服用的人用煎的鸡头实粉制成丹丸服，名说水陆丹，益气补真很好。

李时珍说：无故而服用它，或只是为了获取快意就不可服用。若精气不固的人服用它，则无可非议。

◆医家名论

苏颂说：南中州郡等地有生长，以江西、剑南、岭外的为最好。丛生在郊荒地中，类似蔷薇，有刺。四月开白色的花，夏秋季结果实，也有刺。呈黄赤色，状似小石榴，十一月、十二月采摘。江南、蜀中的人熬或煎，制成酒服。

李时珍说：此树山林间有很多，花最白腻，其果实大如指头，状如石榴但略长。其核细碎而且有白毛，如营实的核而味涩。

使用禁忌

有实火、邪热者忌服。中寒有痼者禁服。泄泻由于火热暴注者不宜用；小便不禁及精气滑脱因于阴虚火炽而得者，不宜用。

◆形态特征

常绿灌木，叶椭圆状卵形或披针状卵形，边缘有细锯齿，两面无毛，背面沿中脉有细刺。花单生侧枝顶端，白色，花柄和萼筒外面密生细刺。果实近球形或倒卵形，有细刺，顶端有长而外反的宿存萼片。

产地分布
主要分布于陕西、安徽、江西、江苏、浙江、湖北等地。
成熟周期
4月开花 11月采收

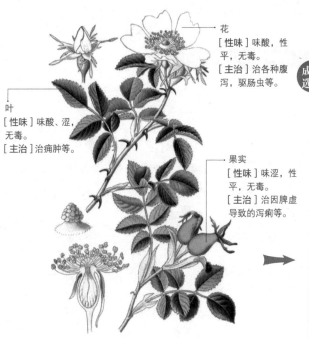

花
[性味] 味酸，性平，无毒。
[主治] 治各种腹泻，驱肠虫等。

叶
[性味] 味酸、涩，无毒。
[主治] 治痈肿等。

果实
[性味] 味涩，性平，无毒。
[主治] 治因脾虚导致的泻痢等。

成品选鉴

呈倒卵形，表面黄红色至棕红色，略具光泽，质坚硬，纵切后可见内壁密生淡黄色有光泽的绒毛，气微，味甘、微涩。以个大、色红黄、有光泽、去净毛刺者为佳。

主要药用部分
果实

◆实用妙方

· **活血强身**：霜后摘取金樱子果实，去刺、核，以水淘洗后再捣烂，放入大锅水中熬煎。不得绝火。煎至水减半时，过滤，继续熬煎成膏。每服一匙，用暖酒一碗调下。

· **补血益精**：用金樱子（去刺及子，焙过）四两、缩砂二两，共研末，加炼蜜和成如梧桐子大的丸子。每服五十九，空心温酒送服。

· **久痢不止**：用罂粟壳（醋炒）、金樱子花、叶及子等分研末，加蜜做成如芡子大的丸子。每服五至七九，陈皮煎汤化下。

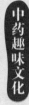

中药趣味文化

金樱子的传说

从前，有个孩子从小到大一直有尿床的毛病，结果到了结婚的年龄也没有姑娘肯嫁给他。家里人到处寻医问药，一天一个挖药的老头路过此地，孩子的父母却求老人医治。老人不远千里到南方去采药，三个月后才回来，用一种神奇的草药治好了孩子的病，老人却因为在南方中了瘴气的毒，不久就去世了。为纪念老人，一家人用他葫芦上的金色缨穗给这种草药起名叫『金缨』，后来渐渐传成了『金樱子』。

能壮阳能杀虫的灵药

蛇床

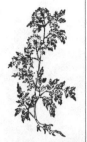

又名：蛇粟、蛇米、虺床、马床、墙蘼、思益、绳毒、枣棘。李时珍说：蛇虺喜卧于下食其子，所以有蛇床、蛇粟的名字。叶像蘼芜，所以叫墙蘼。

【功效】杀虫止痒，燥湿，温肾壮阳。

草部·芳草类　　驱虫药

◆药用部分

蛇床子

[修治] 雷敩说：使用蛇床，须将其用浓蓝汁和百部草根汁，同浸一昼夜，漉出晒干。再用生地黄汁拌和后蒸，蒸好后取出晒干。

[性味] 味苦，性平，无毒。

徐之才说：恶牡丹、贝母、巴豆。伏硫黄。

[功能主治] 主男子阴痿湿痒、妇人阴中肿痛。除痹气，利关节，治癫痫恶疮。久服轻身。（出自《神农本草经》）

能温中下气，令妇人子宫热，治男子阳痿。久服润肤，令人有子。（出自《名医别录》）

治男子、女人虚，湿痹，毒风，顽痛。去男子腰痛。外洗男子阴器能祛风冷，助阳事。主大风身痒，疗齿痛及小儿惊痫。（甄权）

暖丈夫阳气，助女人阴气，治腰胯酸疼，四肢顽痹，缩小便，去阴汗湿癣齿痛，治赤白带下、小儿惊痫、跌打损伤瘀血，煎汤外洗用于皮肤瘙痒。（出自《日华子诸家本草》）

功用颇奇，内外俱可施治，而外治尤良。若欲修合丸散，用之于参、芪、归、

地、山萸之中，宜于阴寒无火之人。（出自《本草新编》）

不独助男子壮火，且能散妇人郁抑。（出自《本经逢原》）

【发明】雷敩说：蛇床令人阳气亢盛，号称鬼考。

◆医家名论

《名医别录》载：蛇床生长在临淄川谷及田野，五月采实阴干用。

苏颂说：蛇床三月生苗，高二三尺，叶青碎，成丛状像蒿枝。每枝上有花头百余，结为同一窠，像马芹。蛇床四五月开白花，呈伞状。它的子为黄褐色，像黍米，非常轻虚。

李时珍说：蛇床的花像碎米攒成一簇。其子由两片合成，像莳萝子而细小，也有细棱。凡花、实像蛇床的有当归、川芎、水芹、藁本、胡萝卜。

陶弘景说蛇床，近道田野墟落间甚多。花、叶正似蘼芜。

使用禁忌

下焦有湿热，或肾阴不足，相火易动及精关不固者忌服。恶牡丹、贝母、巴豆。

◆形态特征

一年生草本，根细长，圆锥形。茎直立或斜上，圆柱形，多分枝，中空，表面具深纵条纹，棱上常具短毛。叶片轮廓卵形至三角状卵形。复伞形花序顶生或侧生，花瓣白色。果椭圆形，横剖面呈五角形，均扩展成翅状。

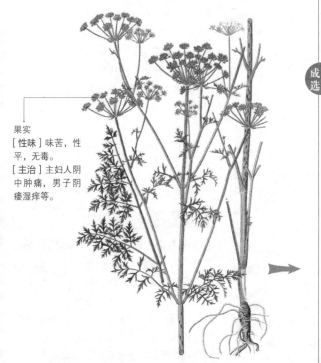

果实
[性味] 味苦，性平，无毒。
[主治] 主妇人阴中肿痛，男子阴痿湿痒等。

产地分布
主要分布于河南、湖南、广东、广西、河北等地。

成熟周期
6月开花
8月采收

成品选鉴

果实椭圆形，灰黄色，背面略隆起，有突起的脊线，果皮松脆。种子细小，灰棕色，有油性。气香，味辛凉而有麻舌感。以颗粒饱满、灰黄色、气味浓厚者为佳。

主要药用部分

果实

◆实用妙方

· 阳事不起：蛇床子、五味子、菟丝子等分，共研为末，炼蜜调成梧桐子大的丸子，每次用温酒送服三十丸，一日三次。

· 赤白带下，月经不来：用蛇床子、枯白矾等分，共研末，加醋、面和成丸子，如弹子大，胭脂为外衣，用棉裹后放入阴道，如觉热盛就更换，每日换药一次。

中药趣味文化

蛇岛灵药——蛇床子

相传秦朝时，江南的一小村中突然流行一种怪病。患病人全身皮肤长出疙瘩，且奇痒难忍。当地许多名医均束手无策。后来，有位术士说远在东海的一座小岛上，生长有治这种病的药，但此岛上遍布毒蛇，草药又常被毒蛇压在身上。历尽千辛万苦，采之十分艰难。终于，几名壮丁挺身而出。他们带上雄黄酒登上蛇岛，仅剩一人背回了两篓草药的果实，村民用这种草药煮水洗擦，仅三次病就好了。因为此药多在蛇的床下发现，如同蛇的床一般，故起名『蛇床』，其子即称蛇床子。

附录:矿物药和动物药

矿物药

紫石英	《名医别录》载：紫石英产于泰山山谷，随时可采。颜色淡紫，质地莹澈，大小不一，都呈五棱形，两头如箭镞。煮水饮用，暖而无毒。
金石部/玉类	

【医家名论】李时珍说：按《太平御览》所说，从大岘到泰山，都产紫石 英。泰山产的，甚是奇物。平氏阳山县产的，色深特别好。乌程县北垄土所出的，光明但小黑。东莞县爆山所出产的，以前用来进贡。江夏矾山也产紫石英。永嘉固陶村小山所出的，芒角很好，但成色小而薄。

[修治]李时珍说：凡入丸散，用火煅醋淬七次，碾成末用水飞过，晒干后入药。

[性味]味甘，性温，无毒。

徐之才说：与长石相使。畏扁青、附子。恶鮀甲、黄连、麦句姜。得茯苓、人参，治疗心中结气。得天雄、菖蒲，治疗霍乱。

李时珍说：服食紫石英后，如乍寒乍热，饮酒良。

[主治]治心腹咳逆邪气，补不足，女子风寒在子宫，绝孕十年无子。久服温中，轻身延年。（出自《神农本草经》）

治疗上气心腹痛、寒热邪气结气，补心气不足，定惊悸，安魂魄，填下焦，止消渴，除胃中久寒，散痈肿，令人悦泽。（出自《名医别录》）

养肺气，治惊痫，蚀脓。（甄权）

【发明】王好古说：紫石英入手少阴、足厥阴经。

李时珍说：紫石英，是入于手少阴、足厥阴经的血分药。上能镇心，取重能去怯；下能益肝，取湿能去枯。心主血，肝藏血，其性暖而补，所以心神不安、肝血不足，以及女子血海虚寒不孕的病症适宜使用。《名医别录》说其补心气，甄权说其养肺，都没有分清气阳血阴营卫的区别。只有《神农本草经》中所说的各种病症，才是正确的。

丹砂	又名朱砂。丹是石头的名字，后人以丹为朱色之名，所以又称朱砂。
金石部/石类	

【医家名论】李时珍说： 丹砂中以辰砂、锦砂最好。麻阳也就是古时的锦州一带，品质最好的是箭镞砂，结不实的为肺砂，细碎的为末砂。颜色紫不染纸的为旧坑砂，都是上品；色鲜艳能染纸的，为新坑砂，质量差些。苏颂、陈承所谓阶州砂、金砂、商州砂，其实是陶弘景所说的武都雄黄，不是丹砂。

[性味]味甘，性微寒，无毒。

李时珍说：丹砂，《名医别录》中说无毒，岐伯、甄权等说有毒，似乎矛盾。其实按何孟春《余冬录》所说，丹砂性寒而无毒，入火则就热而产生剧毒，服后会死人，药性随火煅而改变。丹砂之所以畏慈石、碱水，是因为水能克火。

[主治]治身体五脏百病，养精神，安定魂魄，益气明目，祛除毒邪。（出自《神农本草经》）

通血脉，止烦满消渴，增益精神，悦润颜面，除中恶、腹痛、毒气疥瘘诸疮。（出自《名医别录》）

镇心，治结核、抽风。（甄权）

润心肺，治痂疮、息肉，可做成外敷药。（出自《日华子诸家本草》）

治惊痫，解胎毒、痘毒，驱疟邪，发汗。（李时珍）

【发明】李时珍说：丹砂生于南方，禀受离火之气而成，体阳而性阴，所以其外呈现红色而内含真汞。其药性不热而寒，是因离火之中有水的原因。其药味不苦而甘，是因离火之中有土的原因。正因如此，它与远志、龙骨等药配伍，可以保养心气；与当归、丹参等药配伍，则养心血；与枸杞、地黄等药配伍，养肾；与厚朴、川椒等药配伍，养脾；与天南星、川乌等药配伍，可以祛风。除上述功效外，丹砂还可以明目、安胎、解毒、发汗，随着与其配伍的佐药、使药不同而获得相应疗效。

【实用妙方】

1.小儿惊热，夜卧多啼：取朱砂半两、牛黄一分，共研细末。每次服一字，用犀角*磨水送下。

2.急惊搐搦：用丹砂半两、一两重的天南星一个，炮制到开裂后用酒浸泡，再用大蝎三个，共研细末，每次服一字，用薄荷汤送服。

滑石　金石部/石类	又名画石、液石、脱石、冷石、番石、共石。叫画石，是因其软滑，可以绘画。

【医家名论】李时珍说：滑石，广西桂林各地及瑶族居住地区的山洞皆有出产，这些地方即古代的始安。滑石有白黑两种，功效相似。山东蓬莱桂府村出产的品质最好，故处方上常写桂府滑石，与桂林出产

的齐名。现在的人们用来刻图书，但不怎么坚牢。滑石之根为不灰木，滑石中有光明黄子的是石脑芝。

[性味]味甘，性寒，无毒。

《名医别录》载：大寒。

徐之才说：与石韦相使，恶曾青，制雄黄。

[主治]主身热泄痢，妇女乳汁分泌困难，癃闭，利小便，荡涤胃中积聚寒热。益精气。（出自《神农本草经》）

能通利九窍六腑津液，去滞留、郁结，止渴，令人利中。（出自《名医别录》）

燥湿，分利水道而坚实大肠粪便，解饮食毒，行积滞，逐凝血，解燥渴，补益脾胃，降心火，为治疗石淋的要药。（朱震亨）

疗黄疸水肿脚气，吐血衄血，金疮出血及诸疮肿毒。（李时珍）

【发明】李时珍说：滑石能利窍，不独利小便。上能利毛发腠理之窍，下能利精之窍。其味甘淡，先入于胃，渗入经络，游溢津气，上输于肺，下通膀胱。肺主皮毛。为水之上源，膀胱主司津液，经气化可利出。故滑石上能发表，下利水道，为荡热燥湿之药。发表是荡涤上中之热，利水道是荡涤中下之热；发表是燥上中之湿，利水道是燥中下之湿。热散则三焦安宁，表里调和，湿去则阑门通（大小肠交界处），阴阳平利。刘河间用益元散，通治上下诸病，就是此意，只是没有说明确而已。

【实用妙方】

1.益元散，又名天水散、太白散、六一散：用白滑石六两（水飞过），粉甘草一两，研细末，用蜂蜜少许，温水调和后服下，每次服三钱。实热病者用新汲水下，通利用葱豉汤下，通乳用猪肉面汤调下。

2.膈上烦热：用滑石二两捣细，水三大盏，煎成二盏，去滓，加入粳米煮粥食。

★ 现用水牛角替代犀角。

阳起石	又名：羊起石、白石、石生。李时珍说，此药是以其功能命名。
金石部/石类	

【医家名论】李时珍说：现在以色白晶莹如狼牙者为好，挟有杂质者不佳。王建平《典术》

上说，黄白而红质者为佳，为云母的根。《庚辛玉册》记载，阳起石为阳性石。齐州拣金山出的为佳，其尖似箭镞的药力强，如狗牙的药力差，如将其放在大雪中，积雪迅速消失的为正品。

[修治]《日华子诸家本草》记载：凡入药，将其煅烧后以水淬用，色凝白的最好。

李时珍说：凡用阳起石，将其置火中煅赤，酒淬七次，研细水飞，晒干用。也可用烧酒浸透，同樟脑入罐升炼，取粉用。

[性味]味咸，性微温，无毒。

《吴普本草》载：神农、扁鹊说，味酸，无毒；桐君、雷、岐伯认为，味咸，无毒。李当之谓性小寒。

甄权说：味甘，性平。

徐之才说：与桑螵蛸相使。恶泽泻、肉桂、雷丸、石葵、蛇蜕皮，畏菟丝子，忌羊血，不入汤剂。

[主治]治崩中漏下，破子宫瘀血、癥瘕结气，止寒热腹痛，治不孕、阳痿不起，补不足。（出自《神农本草经》）

疗男子茎头寒、阴下湿痒，去臭汗、消水肿。（出自《名医别录》）

补肾气精乏，治腰疼膝冷湿痹、子宫久冷、寒冷癥瘕、月经不调。（甄权）

记载：治带下、温疫、冷气，补五劳七伤。（出自《日华子诸家本草》）

补命门不足。（王好古）

消散各种热肿。（李时珍）

【发明】寇宗奭说：男女下部虚冷，肾气

乏绝，子宫久寒者，将药物水飞后服用。凡是石类药物冷热都有毒，应斟酌使用。

李时珍说：阳起石是右肾命门气分的药，下焦虚寒者适宜使用，然而不能久服。

【实用妙方】

1. 丹毒肿痒：用阳起石煅后研细，清水调涂。

2. 元气虚寒，表现为滑精，精滑不禁，大便溏泄，手足常冷：用阳起石煅后研细，加钟乳粉等分，再加酒煮过的附子末，调一点面粉把药合成如梧桐子大的丸子。每服五十丸，空腹用米汤送下，直至病愈为止。

雄黄	又名黄金石、石黄、熏黄。石黄中精明耀灿的为雄黄，外面色黑的为熏黄。
金石部/石类	

【医家名论】李时珍说：武都水窟所产的雄黄，北人拿来充丹砂，但研细

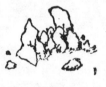

末后色呈黄。据《丹房镜源》说：雄黄千年可化为黄金。武都所产的质量最佳，西北各地稍次。磁铁色的质量好，鸡冠色的质量稍次。

[性味]味苦，性平、寒，有毒。

[主治]治恶寒发热及淋巴结瘘管、恶疮、疽、痔腐肉不去，除各种邪气、虫毒，胜过五兵。（出自《神农本草经》）

疗疥虫疮、目痛、鼻中息肉及绝筋破骨。治全身关节疼痛，积聚癖气，中恶、腹痛、鬼疰，解诸蛇、虺毒及藜芦毒，使人颜面润泽。（出自《名医别录》）

主疗癣风邪，祛山岚瘴气，治疗癫痫及一切虫兽伤。（出自《日华子诸家本草》）

能搜肝气，泻肝风，消涎积。（王好古）

治疗寒热疟疾、伏暑泄痢、酒饮成癖、惊痫、头风眩晕，化腹中瘀血，驱杀痨虫疳

虫。（李时珍）

【发明】李时珍说：雄黄是治疮解毒的要药，入肝经气分，故肝风、肝气、惊痫痰涎、头痛眩晕、暑疟泻痢积聚等病症，用它有良效，还能化血为水。但是方士炼制雄黄服食，并夸大它的作用，因此中雄黄毒的人也很多。

【实用妙方】

1.伤寒咳逆，服药没有效果：用雄黄二钱，酒一盏，煎至七分，让患者乘热嗅其气，可止。

2.食物中毒：用雄黄、青黛，等分研为末，每服二钱，新汲水送下。

3.百虫入耳：烧雄黄熏耳内，虫自出。

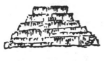

石膏

金石部/石类

又名细理石、寒水石。因石膏的纹理细密，所以叫细理石。它的药性大寒如水，故名寒水石，与凝水石同名异物。

【医家名论】李时珍说：石膏有软、硬二种。软石膏体积大，大块生于石中，一层层像压扁的米糕，每层厚数寸，有红、白两种颜色，红色的不可服，白色的洁净，纹理短密像束针。还有一种明洁，色略呈微青，纹理长细如白丝的，叫理石。与软石膏是一物二种。捣碎以后形状颜色和前一种一样，不好分辨。硬石膏成块状，纹理直、起棱，像马齿一样坚白，敲击后一段段横向分开，光亮如云母、白石英，烧后裂散但不能成粉状。自陶弘景、苏敬、雷敩、苏颂、阎孝忠都以硬的为石膏，软的为寒水石，到朱震亨才开始断定软的为石膏，且后人使用后也得以验证，长时间的疑惑才弄明白，那就

是：前人所称的寒水石，即软石膏；所称的硬石膏，为长石。石膏、理石、长石、方解石四种，性气都寒，都能去大热气结，不同的是石膏又能解肌发汗。理石即石膏之类，长石即方解石之类，都可代用。现在人们用石膏点制豆腐，这是前人所不知道的。

[性味]味辛，性微寒，无毒。

[主治]治中风恶寒发热、心下逆气、惊悸、喘促、口干舌焦不能休息、腹中坚硬疼痛、产乳金疮。（出自《神农本草经》）

除时气头痛身热，三焦大热，皮肤热，肠胃中结气，解肌发汗，止消渴烦逆，腹胀暴气，喘息咽热，也可煎汤洗浴。（出自《名医别录》）

治伤寒头痛如裂，高热不退，皮肤如火烤。与葱同煎代茶饮，去头痛。（甄权）

治疗流行性热狂，头风眩晕，下乳汁。用它揩齿，有益牙齿。（出自《日华子诸家本草》）

除胃热肺热，消散郁邪，缓脾益气。（李杲）

止阳明经头痛，发热恶寒、午后潮热、大渴引饮、中暑潮热、牙痛。（张元素）

【发明】成无己说：风属阳邪，寒属阴邪。风喜伤阳，寒喜伤阴，营卫阴阳，为风寒所伤，则不是单单轻剂所能发散的，必须轻剂、重剂合用而散邪，才使阴阳之邪俱祛，营卫之气调和。所以用大青龙汤，汤中以石膏为使药。石膏是重剂，而又专达肌表。又说：热淫所胜，佐以苦甘。知母、石膏之苦甘，可以散热。

【实用妙方】

1.流鼻血，头痛，心烦：用石膏、牡蛎各一两，研细。每服二钱，新汲水送下。同时用水调少量药滴鼻内。

2.小儿丹毒：用石膏粉一两调水涂搽。

3.热盛喘嗽：用石膏二两、炙甘草半两，共研为末，每次服三钱，用生姜蜜汤送下。

凝水石 金石部/卤石类	又名白水石、寒水石、凌水石、盐精石、泥精、盐枕、盐根。石膏也有寒水石的名字，但与此不同。

【医家名论】李时珍说：凝水也就是盐精石，一名泥精，过去的人叫它盐枕，现在的人叫它盐根。生长在卤地积盐的下面，精华之液渗入土中，年久至泉，凝结成石，大块有齿棱，如同马牙硝，清莹如水晶，也有带青黑色的，到了暑月就会回潮，在水中浸久即溶化。陶氏注释戎盐，说盐池泥中自然有凝盐，如同石片，打破后都呈方形，且颜色青黑的，就是这种。苏颂注释玄精石，说解池有盐精石，味更咸苦，是玄精之类。

[性味]味辛，性寒，无毒。

徐之才说：能解巴豆毒，畏地榆。

独孤滔说：制丹砂，伏玄精。

[主治]治身热，腹中积聚邪气，皮中如火烧，烦满，煎水饮用。（出自《神农本草经》）

除时气热盛，五脏伏热，胃中热，止渴，消水肿，小腹痹。（出自《名医别录》）

治小便白，内痹，凉血降火，止牙疼，竖牙明目。（李时珍）

【发明】李时珍说：凝水石秉承积阴之气而成，其气大寒，其味辛咸，入肾经，有活血除热的功效，与各种盐相同。古代方药中所用的寒水石就是此石。唐宋时各种方药中所用的寒水石是石膏，近代方药中用的寒水石，则是长石、方解石，都附在各条文之下，使用时要详细了解。

【实用妙方】

1. 男女转脬，小便困难：用凝水石二两、滑石一两、葵子一合，共研为末，加水一斗，煮成五升，每服一升。

2. 牙龈出血，有洞：用凝水石粉三两、朱砂二钱、甘草脑子各一字，共研为末，干掺。

食盐 金石部/卤石类	又名鹺。东方称它为斥，西方称它为卤，河东称它为咸。《神农本草经》中的大盐，就是现在的解池颗盐。《名医别录》重新出现食盐，现在合并为一。方士称盐为海砂。

【医家名论】李时珍说：盐的品种很多，海盐，取海卤煎炼而成。辽宁、河北、山东、两淮、闽浙、广南所出产的都是海盐。

大盐

[性味]味甘、咸，性寒，无毒。

[主治]肠胃热结，喘逆，胸中病，令人呕吐。（出自《神农本草经》）

解毒，凉血润燥，定痛止痒，治时气风热、痰饮关格等病。（李时珍）

助肾脏，治霍乱心痛，金疮，明目，止风泪邪气。治虫伤、疮肿、火灼疮，去腐，生肌。通利大小便，疗疝气，滋补五味。（出自《日华子诸家本草》）

空心揩齿，吐水洗目，夜见小字。（甄权）

【发明】《黄帝内经·素问》载：盐是百病之主，百病没有不用的。补肾药用盐，因咸归肾，引药气到肾脏。补心药用炒盐，因心苦虚，用咸盐补之。补脾药用炒盐，为虚则补其母，脾乃是心之子。治积聚结核用盐，是因盐能软坚。许多痈疽眼目及血病的人用盐，是因咸走血之故。许多风热患者用盐，是寒胜热之故。大小便有病的人用盐，是盐能润下。骨病、齿病的人用盐，是肾主骨，咸入骨中。吐药用它，是盐引水聚，收豆腐与此同义。各种蛊虫和被虫伤的人用盐，是因为它能解毒。

【实用妙方】

1.虫牙：用盐半两、皂荚两个，同烧红，研细。每夜临睡前，用来揩牙，一月后可治愈。

2.病后两胁胀痛：炒盐熨之。

3.耳鸣：用盐五升，蒸热，装在袋中，以耳枕之，袋冷则换。

动物药

蛇蜕	又名蛇皮、蛇壳、龙退、龙子衣、龙子皮、弓皮、蛇符、蛇筋。蜕音脱，又音退，即退脱的意思。
鳞部／蛇类	

【医家名论】苏颂说：蛇蜕在南方的木石上，及人家墙屋间多有。蛇蜕皮没有固定的时间。

[修治] 李时珍说：用蛇蜕，先用皂荚水洗净缠在竹上，或酒，或醋，或蜜浸，炙黄用。或烧存性，或用盐泥固煅，各随方法。

[性味] 味咸、甘，性平，无毒。用火熬过好。甄权说：有毒。畏磁石及酒。孕妇忌用。

[主治] 主小儿惊痫、蛇痫、癫疾，弄舌摇头，寒热肠痔，蛊毒。（出自《神农本草经》）

大人五邪，言语僻越，止呕逆，明目。烧之疗各种恶疮。（出自《名医别录》）

主喉痹。（甄权）

炙用辟恶，止小儿惊悸客忤。煎汁敷疬疡，白癜风。催生。（出自《日华子诸家本草》）

安胎。（孟诜）

辟恶去风杀虫。烧末服，治妇人吹奶，大人喉风，退目翳，消木舌。敷小儿重舌重腭，唇紧解颅，面疮月蚀，天泡疮，大人疔肿，漏疮肿毒。煮汤，洗各种恶虫伤。（李时珍）

【附方】小儿重舌、小儿重腭：都取蛇蜕烧灰，用醋调敷。

白花蛇	又名薪蛇、褰鼻蛇。寇宗奭说，诸蛇的鼻都向下，只有此蛇鼻向上，背上有方胜样花纹，故得名。
鳞部／蛇类	

【医家名论】李时珍说：白花蛇，湖、蜀都有，现在只以薪州的著名。但是，薪州出的也不多，市面上出售的，都来自江南兴国州等地的山中。此蛇龙头虎口，黑质白花，胁部有二十四个方形花纹，腹部有念珠斑，口有四根长牙，尾巴上有像佛指一样的

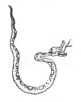

鳞甲，长一二分，肠形如连着的珠子。白花蛇常在石南藤上吃花叶，人们凭此寻获它。捕捉时，先撒一把沙土，蛇就盘曲不动。再用叉来捕捉，然后将蛇用绳子挂起来，剖开腹部取出内脏等物，洗净，接着用竹片撑开，屈曲盘起捆好，炕干。生长在薪州的蛇，即使干枯了，眼睛仍然发亮不凹陷，像活的一样，其他地方的就不是这样。

白花蛇肉
[性味] 味甘、咸，性温，有毒。

李时珍说：得酒酿。

[主治] 治中风湿痹不仁，筋脉拘急，口眼歪斜，半身不遂，骨节疼痛，脚软不能长久站立。突然受风邪致全身瘙痒，疥癣。（出自《开宝本草》）

治肺风鼻塞，浮风瘾疹，白癜风、疬疡斑点。（甄权）

治各种风证，破伤风，小儿风热及急慢惊风抽搐，瘰疬漏疾，杨梅疮，痘疮倒陷。（李时珍）

【发明】李时珍说：白花蛇为风痹惊搐、癫癣恶疮之要药。凡服蛇酒、药，切忌见风。

【实用妙方】

驱风膏，治风瘫疬风，遍身疥癣：白花蛇肉四两（酒炙），天麻七钱半，薄荷、荆芥各二钱半，同研末，加好酒二升，蜜四两，放石器中熬成膏。每次用温汤送一盏，一日三次。服后须在暖处出汗，十日后可见效。

乌蛇	乌蛇又名乌梢蛇、黑花蛇。它的背部有三条棱线，色黑如漆，尾细长，性情温和，是蛇类中入药最多的。
鳞部 / 蛇类	

【医家名论】李时珍说：乌蛇有两种，一种剑脊细尾的，为上品；一种长、大而没有剑脊且尾巴较粗的，名风梢蛇，也能治风邪，但药力不及。

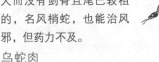

乌蛇肉

[性味] 味甘，性平，无毒。

[主治] 主热毒风，皮肤生癞、眉毛胡须脱落，疥疮等。（甄权）

功效与白花蛇相同，但性善无毒。（李时珍）

乌蛇胆

[主治] 治大风疠疾、木舌胀塞。（李时珍）

【实用妙方】

木舌塞胀：取蛇胆一枚，焙干后研成细末，敷舌上。有涎吐去。

乌蛇皮

[主治] 治风毒气、眼生翳、唇紧唇疮。（李时珍）

鳝鱼	鳝鱼又名黄鳝。因为它的腹部是黄色的，所以人们又称之为黄鳝。
鳞部 / 无鳞类	

【医家名论】韩保昇说：鳝鱼生长在河边的泥洞中，像鳗鲡但形体细长，也像蛇，但没有鳞，有青、黄两种颜色。

鳝鱼肉

[性味] 味甘，性大温，无毒。

[主治] 补中益血，治疗有渗出的唇部湿疮。（出自《名医别录》）

补虚损。治妇人产后恶露淋漓，血气不调，消瘦，可止血，除腹中冷气肠鸣，及湿痹气。（陈藏器）

善补气，妇人产后宜食。（朱震亨）

能补五脏，驱除十二经的风邪。（孟诜）

专贴（尾上取之）冷漏、痔瘘、滕疮引虫。（李时珍）

鳝鱼血

[主治] 用来涂疥癣及痔瘘。（陈藏器）

治疗口眼歪斜，加少量麝香调匀，左边涂右边，右边歪涂左边，恢复正常后就洗去。又可用来涂治赤游风。（李时珍）

乌贼	乌贼又名乌鲗、墨鱼、缆鱼。干者，名鲞。骨名，海螵蛸。它的血液是黑色的，可以用来做写字，但一年后字迹会消退，不能保存。
鳞部 / 无鳞类	

【医家名论】李时珍说：乌贼无鳞有须，皮黑而肉白，大的像蒲扇。将它炸熟后与姜、醋同食，清脆可口。它背部的骨头名海螵蛸，形如樗蒲子而长，两头尖，色白，脆如通草，重重有纹，用指甲就可以将它刮成粉末，人们也将它雕刻成装饰品。

乌贼肉

[性味] 味酸，性平，无毒。

[主治] 益气强志。（出自《名医别录》）

能益人，通月经。（出自《日华子诸家本草》）

乌贼骨（海螵蛸）

[性味] 味咸，性微温，无毒。

[主治] 主女子赤白漏下、闭经、阴蚀肿痛、寒热癥瘕、不孕。（出自《神农本草经》）

治惊气入腹、腹痛绕脐、男子睾丸肿痛，杀虫，令人有子，又止疮多脓汁不燥。（出自《名医别录》）

能疗血崩，杀虫。（出自《日华子诸家本草》）

灸后研末饮服，治妇人血瘕，大人小儿下痢，杀小虫。（陈藏器）

治眼中热泪，及浮翳，将其研末用蜜调匀点眼。（孟诜）

治女子血枯病，肝伤咳血、下血，疗疟消瘦。研成末外敷，可治小儿疳疮、痘疮臭烂、男子阴疮，水火烫伤及外伤出血。与鸡蛋黄同研成末外涂，治疗小儿重舌、鹅口疮。与槐花末同吹鼻，止鼻衄出血。与麝香同吹耳，治疗中耳炎及耳聋。（李时珍）

| 海马 | 海马又名水马，属鱼虾类， |
| 鳞部/无鳞类 | 状如马形，故名。 |

【医家名论】李时珍说：徐表《南方异物志》上载，海中有一种鱼，形状

像马头，嘴下垂，有黄色，有青色。渔民捕得此鱼后，不作为食品，把它晒干，留作难产用。说的就是这种鱼。

[性味]味甘，性温、平，无毒。

[主治]主难产及血气痛。（苏颂）

暖肾脏，壮阳道，消瘕块，治疗疮肿毒。（李时珍）

【发明】李时珍说：海马雌雄成对，其性温暖，有交感之义，故难产、阳虚、房中术多用它，如蛤蚧、郎君子的功效。

【实用妙方】

海马拔毒散，治疗疮发背、恶疮有奇效：海马（炙黄）一对，穿山甲*（黄土炒）、朱砂、水银各一钱，雄黄三钱，龙脑、麝香各少许，同研为末，直至水银不见星。每以少许点疮上，一日一次，毒自拔出。

★ 今已不用穿山甲入药。

| 鳖 | 鳖又名团鱼、神守、河伯从 |
| 介部/龟鳖类 | 事，就是我们常说的甲鱼，它可以在水里生活。 |

【医家名论】李时珍说：鳖即甲鱼，可在水里和陆地生

活，脊背隆起与胁相连，与龟同类。甲壳的边缘有肉裙。所以说，龟的肉在甲壳内，鳖的甲壳在肉里。鳖没有耳，借助眼睛来代替耳。鳖在水中时，水面上有鳖吐出的泡沫，叫鳖津。人们根据此液来捕捉它。《类从》载，扬子鳄一叫，鳖就伏着不动。鳖又惧怕蚊子，活鳖被蚊子叮咬后即死，鳖甲又可用来熏蚊。这都是事物间的相互制约。

鳖甲

[性味]味咸，性平，无毒。

徐之才说：恶矾石、理石。

[主治]治久疟、阴毒腹痛，食积劳伤，斑痘烦闷气喘，小儿惊痫，妇人经脉不通，难产，产后阴脱，男子阴疮石淋。还可收敛疮口。（李时珍）

治胸腹包块、积滞寒热，去痞块息肉、阴疮痔疮恶肉。（出自《神农本草经》）

疗温疟、血瘕腰痛、小儿胁下肿胀。（出自《名医别录》）

消宿食，治虚劳瘦弱，除骨热、骨节间劳热、结滞壅塞，能下气，止妇人漏下，能祛瘀血。（甄权）

能去血气，破恶血，堕胎，消疮肿肠痈及跌损瘀血。（出自《日华子诸家本草》）

能补阴补气。（朱震亨）

【发明】李时珍说：鳖甲为厥阴肝经血分之药。龟、鳖之类，功效各有侧重。鳖色青入肝，故所主的都是疟劳寒执、经水痈肿等厥阴血分之病。玳瑁色赤入心，故所

主的都是心风惊热、伤寒狂乱、痘毒肿毒等少阴血分之病。秦龟色黄入脾，故所主的都是顽风湿痹等太阴血分之病。水龟色黑入肾，故所主的都是阴虚精弱、阴疟泻痢等少阴血分之病。介虫属阴类，所以都主阴经血分之病。

【实用妙方】

1.老疟劳疟：取鳖甲醋炙后研为末，用酒送服方寸匕。隔夜服一次，清早服一次，病发时服一次，加雄黄少许更有效。

2.妇人漏下：取鳖甲醋炙后研为末，清酒送服方寸匕，一日二次。

珍珠 介部/蛤蚌类	珍珠又名真珠、蚌珠、蠙珠。

【医家名论】李珣说：珍珠出自南海，为石决明所产。蜀中西路女瓜出的是蚌蛤所产。珍珠很坚硬，要想穿孔，必须用金刚钻。

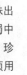

[性味]味咸、甘，性寒，无毒。

[主治]镇心。点目，去翳膜。涂面，让人皮肤面色好，有光泽。涂手足，去皮肤死皮。棉裹塞耳，主治耳聋。（出自《开宝本草》）

安魂魄，止遗精白浊，解痘疗毒，主难产，下死胎胎盘。（李时珍）

可以去翳、坠痰。（甄权）

能止泄。与知母同用，疗烦热消渴。（李珣）

除小儿惊热。（寇宗奭）

【发明】李时珍说：珍珠入厥阴肝经，所以能安魂定魄，明目治聋。

【实用妙方】

1.安神：取豆大的珍珠一粒研末，加蜂蜜调服，一日三次。

2.小儿中风，手足拘挛：珍珠末（水飞）

一两、石膏末一钱，和匀。每次取一钱，加水七分煎成四分，温服，一日三次。

石决明 介部/蛤蚌类	又名九孔螺。壳名：千里光。李时珍说，称决明、千里光，是说它的功效；称九孔螺，是以其外形命名。

【医家名论】寇宗奭说：登州、莱州海边盛产石决明。人们采其肉或将干的石决明入菜。石决明的肉与壳都可用。

李时珍说：石决明形长如小蚌但略扁，表皮很粗，有杂乱的细孔，内部则光滑，背侧有一行整齐的小孔，像人工穿成的一样。石决明生长在石崖顶上的，渔人泅水过去，乘其不备就能轻易取到，否则它紧粘在石崖上，难以剥脱。吴越人以糟决明、酒蛤蜊当作美食。

石决明壳

[性味]味咸，性平，无毒。

寇宗奭说：石决明肉的功效与壳相同。

[主治]治目生翳障、青盲。（出自《名医别录》）

除肝肺风热，青盲内障，骨蒸劳极。（李珣）

通五淋。（李时珍）

【实用妙方】

1.畏光：石决明、黄菊花、甘草各一钱，水煎，待冷后服。

2.青盲、雀目：石决明一两（烧存性）、苍术三两（去皮），同研末。每次取三钱，放入切开的猪肝中，将猪肝扎好，加水用砂罐煮熟，趁热熏目，待转温后，食肝饮汁。

牡蛎 介部/蛤蚌类	牡蛎又名牡蛤、蛎蛤、古贲、蠔。一般蛤蚌类生物，有胎生和卵生两种形式。而牡蛎却只有雄的，没有雌的，故得牡蛎之名。叫蛎，是形容它粗大。

【医家名论】 李时珍说：南海人用蛎房砌墙，用煅烧的灰粉刷墙壁，吃牡蛎肉。他们叫牡蛎肉为蛎黄。

[性味] 味咸，性平、微寒，无毒。

[主治] 治伤寒寒热、温疟，除筋脉拘挛，疗女子带下赤白。（出自《神农本草经》）

除留滞于骨节、荣卫之间的热邪，疗虚热、心中烦满疼痛气结。能止汗止渴，除瘀血，治泄精，涩大小肠，止大小便频繁。还能治喉痹、咳嗽、胸胁下痞热。（出自《名医别录》）

将其做成粉擦身，止大人、小孩盗汗。与麻黄根、蛇床子、干姜制成粉，可治阴虚盗汗。（陈藏器）

治男子虚劳，能补肾安神，祛烦热，疗小儿惊痫。（李珣）

去胁下坚满，瘰疬，一切疮肿。（王好古）

能化痰软坚，清热除湿，止心脾气痛，下痢，白浊，治疝瘕积块，瘿疾。（李时珍）

【实用妙方】

1.虚劳盗汗：牡蛎粉、麻黄根、黄芪等分，同研末。每次取二钱，加水一盏，煎成七分，温服，一日一次。

2.产后盗汗：牡蛎粉、麦麸（炒黄）等份，每服一钱，用猪肉汁调下。

牡蛎肉

[性味] 味甘，性温，无毒。

[主治] 煮食，治虚损，调中，解丹毒，疗妇人血气。用姜、醋拌来生吃，治丹毒，酒后烦热，能止渴。（陈藏器）

牛 兽部/畜类	牛有很多种，南方的多是水牛，北方则以黄牛、乌牛为主。

【医家名论】 李时珍说：牛有犉牛、水牛两种。犉牛体小而水牛体大。牛有黄、黑、赤、白、驳杂等色。水牛为青苍色，也有白色的。

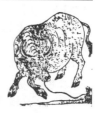

牛耳聋，用鼻子听声音，性格温顺。

牛乳

[性味] 味甘，性微寒，无毒。

[主治] 补虚羸，止渴。（出自《名医别录》）

治反胃热哕，补益劳损，润大肠，治气痢，除黄疸，老人煮粥吃十分适宜。（李时珍）

牛脂

黄牛的好，炼过后使用。

[性味] 味甘，性温，微毒。

[主治] 治各种疮癣白秃，也可以加到面脂中。（李时珍）

牛髓

黑牛、黄牛、母牛的好，炼过后使用。

[性味] 味甘，性温，微毒。

[主治] 主补中，填骨髓，久服增寿。（出自《神农本草经》）

平胃气，通十二经脉。（孙思邈）

能润肺补肾，润泽肌肤，调理折伤，搽损痛，非常好。（李时珍）

牛胆

[性味] 味苦，性大寒，无毒。

[主治] 除心腹热渴，止下痢及口干焦燥，还能益目养精。（出自《名医别录》）

除黄杀虫，治痈肿。（李时珍）

牛角

[性味] 味苦，性寒，无毒。

［主治］水牛角烧烤后，治时气寒热头痛。（出自《名医别录》）

煎汤，治热毒风及壮热。（出自《日华子诸家本草》）

治石淋破血。（李时珍）

牛黄

［性味］味苦，性平，有小毒。

［主治］主惊痫，寒热，热盛狂痫。（出自《神农本草经》）

疗小儿诸痫热，口不开；大人狂癫，又堕胎。（出自《名医别录》）

疗中风失音，口噤，妇人血噤，惊悸，天行时疾，健忘虚乏。（出自《日华子诸家本草》）

痘疮紫色，发狂谵语者可用。（李时珍）

驴 兽部/畜类	驴，即馿。馿指腹部。马的力气在前腿，驴的力气在腹部。

【医家名论】李时珍说：驴的面颊长，额头宽，竖耳朵，长尾巴，夜晚鸣叫与更次相应，善于驮负货物。驴有褐、黑、白三色。

驴肉

［性味］味甘，性凉，无毒。

［主治］治忧愁不乐，能安心气。（孟诜）补血益气，治多年劳损，将其煮汤后空腹饮。还能疗痔引虫。（李时珍）

驴皮（阿胶）

【医家名论】李时珍说：制胶在十月到第二年三月间，用牛皮、驴皮的为上，猪、马、骡、驼皮的次之，旧皮、鞋等为下品。制胶时都取生皮，用水浸泡四五天，洗刮得非常干净后熬煮，不断搅动，并时时添水。熬煮至非常烂的时候，滤汁再熬成胶，倒入盆中等它冷凝。靠近盆底的名垒胶，熬胶水以咸苦的为好。古方多用牛皮，后来才以驴皮为好。假胶都掺有马皮、旧革等，其气浊臭，不能入药用。当以色黄透明如琥珀色，或者黑而光亮如漆的为真品。

［性味］味甘，性平，无毒。

［主治］主心腹内出血，腰腹痛，四肢酸痛，女子下血，能安胎。（出自《神农本草经》）

疗男子小腹痛，虚劳羸瘦，脚酸不能长时间站立，能养肝气。（出自《名医别录》）

坚筋骨，益气止痢。（甄权）

疗吐血、衄血、血淋、尿血、肠风下痢，妇人血痛血枯、月经不调、不孕、崩中带下、胎前产生诸病。还能治男女一切风病、骨节疼痛、水气浮肿、虚劳咳嗽喘急、肺痿唾脓血及痈疽肿毒。能和血滋阴、除风润燥、化痰清肺、利小便、调大肠。（李时珍）

【发明】李时珍说：阿胶主要是补血与液，所以能清肺益阴而治诸证。

【实用妙方】

吐血不止：阿胶（炒）二两、蒲黄六合、生地黄三升，加水五升，煮取三升，分三次服。